内臓がきれいになる自分の整え方

「感情習慣」が病をつくる

はじめに

臨床《りんしょう》検査《けんさ》技師《ぎし》・心理カウンセラーの高渕維斗《たかぶちいと》と申します。
超音波《ちょうおんぱ》検査《けんさ》専門の検査技師として三十年間、述べ十五万人の内臓を見てきました。

検査にくる患者さんたちの持病の中で、圧倒的に多いのは、高脂血症《こうしけっしょう》、高血圧《こうけつあつ》、糖《とう》尿病《にょうびょう》などの、いわゆる**生活習慣病**。これは、**食べすぎや飲みすぎ、睡眠不足や運動不足といった、生活習慣が原因で病気になっちゃう**という、世にも恐ろしい病気のことです。

検査に来た方は、血液検査の他に、肝臓に脂肪が付いていないか、腎臓に負担がかかっていないか、血管の状態はどうか、などを見るために超音波検査をします。その結果、**生活習慣病の方々は往々《おうおう》にして、脂肪を肝臓にため込んだ「脂肪肝《しぼうかん》」という状態になっています。モノクロの超音波検査の世界で言えば、肝臓が真っ白の状態です。**この脂肪肝が、実は**「あなたは重い病気の入口に立っていますよ」**と教えてくれています。

軽く見られがちですが、まったく侮《あなど》れないのが「脂肪肝」なのです。

検査技師の私は、患者さんにとってはお医者さんよりちょっと身近な存在のようで、検査室は個室なこともあり、患者さんはいろいろ話してくださいます。

日本では、診断するのはすべてお医者さんで、検査技師は一切、結果に触れないのが原則ですから、普通はあまり会話などしないで黙々と検査するものなのですが、私は昔から人と話すのが好きなので、話ははずみます。何十年にもわたる患者さんとの会話から、さまざまなことを学びました。

まず、脂肪をため込んで真っ白な肝臓の方の中には、そんなに食べすぎていない方も多く、私は「生活習慣病って、本当に生活習慣だけが原因なのか？」と疑問を持ち始めました。食べすぎ、運動不足という、通り一辺な説に違和感を覚え始めたのです。

私なりに仮説を立てて、生活習慣と同時に、ストレスの度合い、性格などを丁寧に聞いていくと……。

長年にわたるストレスを抱えて、**がんばっている方。**

いつも他の人のことばかり優先し、**自分を後回しにしている方。**

どうしても気持ちが素直に言えなくて、**がまんばかりしている方。**

など、心に怒り・不安・不満を「ため込んで」いらっしゃる方ばかり。**生活習慣より、むしろ心に原因がある**のだと確信しました。

何時に起きて、どんなものを食べて、どのくらい運動して、誰とどう過ごして、何時に寝たか……みなさんが思う「生活」って、こんなことですよね。でも、この「生活」には、常に「感情」が付いてきます。何をしていても、気が付いていなくても、あなたは何かを感じています。うれしいことや、よいことだけならよいのですが、不安や不満など、不快な感情も多々ありますよね。そう、この**不快な感情こそが、内臓に脂肪をため込む原因になっているのです。**

例えば、何か不快なことが起きたとき、「ま、いっか」と流す人もいれば、いつまでもクヨクヨ悩んでしまう人もいます。落ち込んでなかなか立ち直れなくなってしまう人もいます。同じ出来事が起きても、人によって感じ方が違います。人それぞれに感じ方の「癖」があるのです。

この、**感じ方の癖を「感情習慣」と名付けました。何かが起きたとき、どう受け止めてどう感じるか、この感情習慣で、あなたの健康状態が決まります。**

心と体はつながっています。心にため込む人は、内臓にもため込んでしまいます。内臓にため込まないためには、不快感を減らすことです。不快感を減らすことで、あなたの内臓は健康になっていきます。起こったことは変えられなくても、ほんのちょっと受け止め方を変えたり、考え方の癖＝「感情習慣」を変えるだけで、あなたの未来は変わります。

この本では、検査技師・心理カウンセラーとして私が見て来た、感情が体に与える影響を解説しました。そして、内臓が汚れる原因と、汚れの落とし方も紹介しています。

その主な方法は、感情習慣を変えていくことです。**ほんのちょっと考え方や受け止め方を変えるだけで、毎日が楽になり、あなたはもっと健康的に生きられるのです。**

この本があなたの未来を明るく変える一冊になれたら……私はそれを、心から祈っています。

高渕　維斗

超音波検査で見える内臓

きれいな内臓

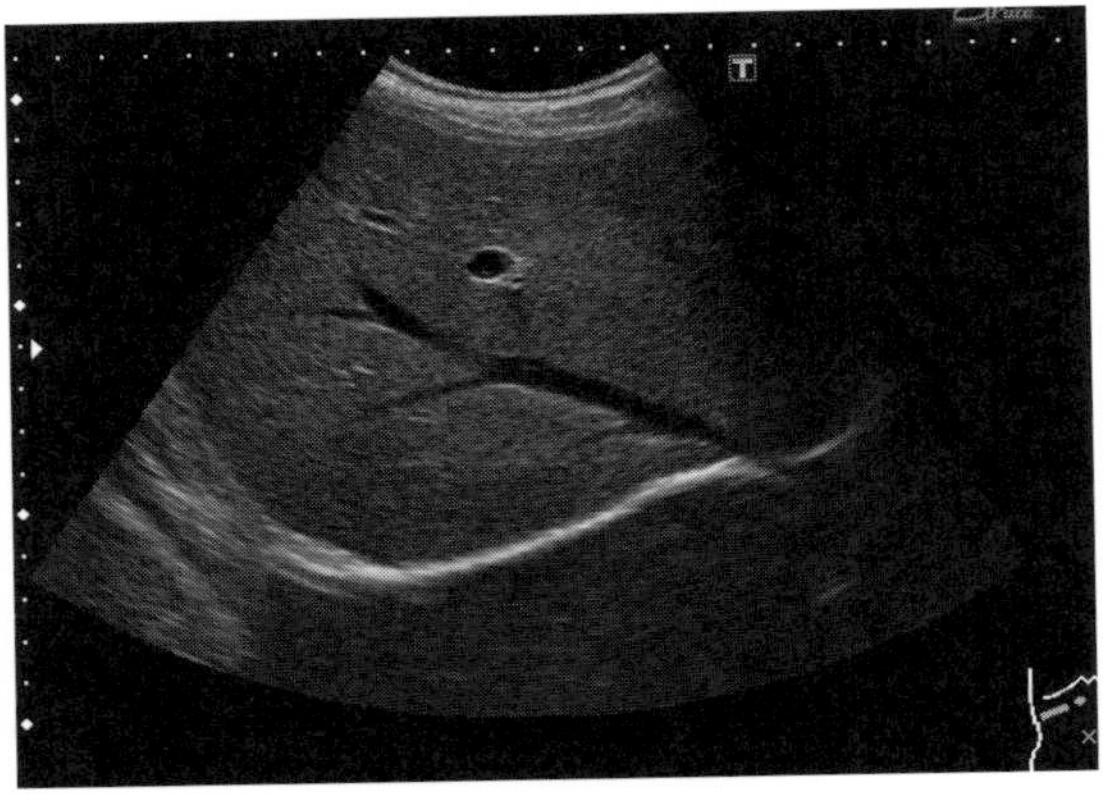

著者の肝臓の超音波写真

脂肪が一切たまっていない、きれいな肝臓。深部も血管もクリアに見え、絹ごし豆腐のようなきめ細かさまで見られる

（港区 メディカルスクエア赤坂にて撮影）

汚れた内臓

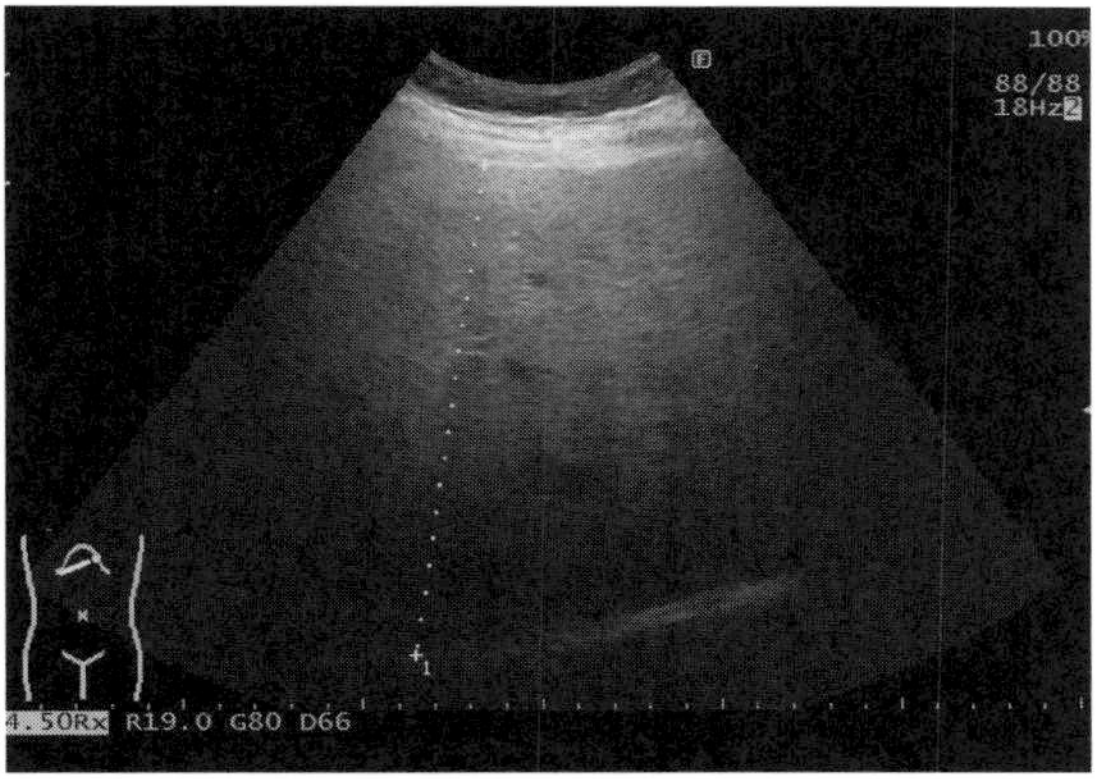

著者の知人の肝臓の超音波写真
脂肪が増えて白く汚れてしまった肝臓。
脂肪によってエコーが散乱し、血管が見えにくくなってしまっている
（港区 メディカルスクエア赤坂にて撮影）

目次

chapter 3 食べすぎないための感情習慣

chapter 4 ため込まないための感情習慣

chapter 5

感情習慣と体の関係

chapter 6

感情習慣の変え方

chapter 7

感情習慣と免疫機能

chapter 8

滞らないための感情習慣

アートディレクション　高渕　勇人（cinq-art）
装幀・デザイン　Keishodo Graphics（竹内　淳子）
校閲　田村　和子

chapter 1

超音波検査にまつわるあれこれ

1 検査室に入る前のチェック

- □ 健康診断を受けたことがない
- □ できれば健康診断は受けたくない
- □ 健康診断で再検査になったのに放っている
- □ 健康診断の結果を見ずに放置したことがある
- □ 自分は病気にならないと信じている
- □ 毎回違う病院で健康診断を受けている

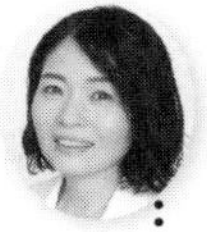

チェックリストの解説

健康診断を受けたくない気持ち、よくわかります！ でもこのチェックリストは一つもチェックが付かないようになるといいですね。

自分の体に関心を持つことは、健康を維持するための第一歩です。ぜひ定期的な検査を受けてください。検査結果は必ず見て、ご自身の健康維持に役立ててください。

また、検査はいつも同じ医療施設で受けると、結果を比較しやすく、体の変化をとらえやすくなります。

2 とっても簡単！ 超音波検査の一部始終

「超音波」と聞くと、未知なるもののようで、ちょっと怖いですよね。昔のアニメの必殺技みたいで。超音波とは、人間の耳で聴きとれる音域（20～20000Hz《ヘルツ》）より高い音域の音のことです。超音波検査は、その名の通り、この超音波を使った検査です。超音波診断装置という、ちょっと大きい機械を使います。検査する際は、超音波が出ているプローブ（P19図1－2参照）と呼ばれる機械を見たいところに直接当てます。超音波診断装置はその跳ね返り（エコー）を画像にしています。そのためエコー検査とも呼ばれます。

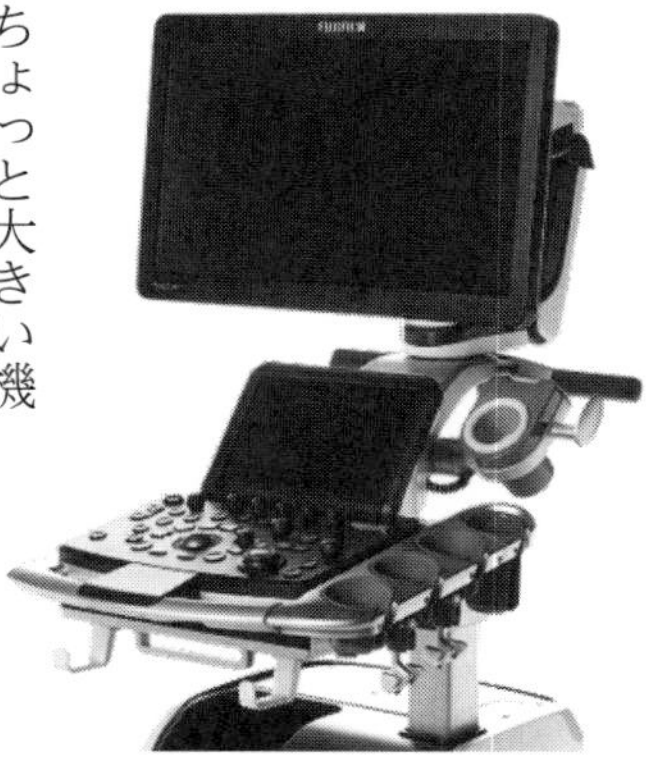

図 1-1　超音波診断装置

この超音波検査、あまり馴染《なじ》みがない方も多いかもしれませんが、大抵の医療機関で受けられます。大きな病院はもちろん、小さなクリニックでも受けられるところが増えてきました。超音波検査を受けるケースは、大きく三つあります。

まず一つ目は、症状はないのに血液検査の値に異常があるとき。例えばコレステロール値が高いとか、血糖値が高いとか、尿酸値《にょうさんち》が高いとか、はたまた腎機能に関する値や心臓に関する値に異常があるとか……。そういうときに超音波検査で、実際に形や大きさ、状態を見ることで、数値だけではわからない、内臓の障害の程度を知ることができます。

二つ目は何か症状があるとき。お腹が痛い、胸が痛い、腰が痛い、胸にしこりがある、動悸《どうき》がする、体重が急に減った、むくみがひどくなったなど、その原因を探るべく検査します。この場合、検査技師は、はじめに気になる症状の程度や期間、位置などを詳しく聞いていき、痛みの原因となる病態を、ある程度予測してから検査を行います。

三つ目は、人間ドックなどの健康診断で受ける場合。健康診断では、腹部エコーが主ですが、最近は頸動脈《けいどうみゃく》エコーを実施するところも増えてきました。目的は主に、生活習慣病を見つけることにあります。

腹部エコーでは肝臓、腎臓、膵《すい》臓、脾《ひ》臓、胆のう、腹部大動脈、前立腺や子宮、卵巣、膀胱《ぼうこう》を。頸動脈エコーでは、血管の動脈硬化の度合いや、プラーク（詳細はP40参照）といって脂質が血管の内膜に入り込んで塊《かたまり》になったものが、あるかないかを見ていきます。プラークは、その一部がはがれて脳に飛んでしまうと脳梗塞になる場合もあり、高脂血症や高血糖の方にとって、頸動脈エコーはとても意義のある検査です。

検査の受け方はとっても簡単。**検査着に着替えて、検査室に入ったら、ベッドに横になるだけ。あとは検査技師がプローブを当てて検査してくれます。**プローブを当てる際にちょっと押される感覚があるのと、プローブと体表面を密着させる必要があるためにゼリーを塗《ぬ》りますので、ちょっとヌルヌルします。ちょっとくすぐったい方もいらっしゃいますが、**針や管《くだ》を刺すわけではないので、痛みはありません。苦痛の少ない検査です。**

また、X線を使うCT検査やレントゲン検査と違って、放射線も浴びませんので、被ばくの心配もありません。安心して受けられます。お腹の赤ちゃんの定期検診などに超音波検査があるのも、超音波はまったく体に害がないからです。

超音波検査は、簡単に受けられるうえに、たくさんわかることがある、とても有意義な検査です。超音波検査でどんなことがわかるのか詳しく見ていきましょう。

3 超音波検査で何がわかるの？

プローブを握って検査をしている最中に、患者さんから、この検査で何がわかるんですか？　と聞かれることがよくあります。こんな、ヘンテコな形をした硬いプラスチックみたいなものを、ただ当てるだけで中身が見えるのは何とも不思議ですし、そこまで見えるはずないと思われるかもしれませんが、いやいやどうして、結構やってくれるんですよ、超音波診断装置は。

検査を受ける方のコンディション（腸管ガスによって霧がかかったように見えたり、皮下脂肪の厚みによって臓器までの距離に差があったり）によっては、見えにくいこともありますが、基本的に、臓器が腫《は》れているとか、石があるとか、水がたまっているとか、何か出来物があるとか、**形が変わることはすべてわかります。**

この、プローブには見たい部位や深さによっていくつか種類があります。このように（P19図1－2参照）いくつか種類があるために、さまざまな臓器に対応でき、病気を発見することができるのです。

超音波画像は、モノクロの世界です。簡単に言えば、硬いものや密度の高いものは白っぽく、やわらかいものや密度の低いものは黒っぽく、水のような均一の性質のものは音を反射しないので真っ黒に見えます。

ちなみに、人間の体は、体内に摂取したのに消費できずに余ったエネルギーは内臓脂肪や皮下脂肪として蓄《たくわ》えますが、肝臓にも脂肪という形で蓄えるようにできています。そして、あまりにもたくさんの脂肪をため込んだ肝臓は「脂肪肝」といって、真っ白に見えます。進行すると、肝臓の血管もはっきり見えなくなってきます（P6～7「超音波検査で見え

プローブは体に直接当てる器具で、
調べる箇所によりさまざまな種類がある

適合部位	甲状腺・血管	腹部	心臓
	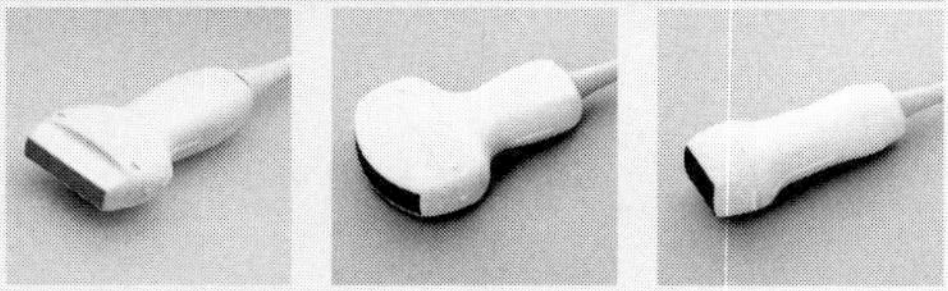		
画面の形	矩形（長方形）	扇型	扇型
ビームの方向	垂直	放射状	放射状
接触面	平面	弧状	平面
近距離視野幅	大	中	小
深部視野幅	中	大	大

プローブを当てる際は、エコーゼリーを検査箇所に塗る

図 1-2　検査に使うプローブの種類

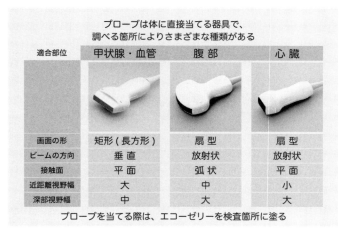

る内臓」参照)。**私は、検査中にこの真っ白な肝臓が見えると、「内臓が汚れている!」と感じ、検査技師としての探知機がビビビッと働いてしまいます。**ここから先は、医師に報告して診断を仰《あお》ぎますが、この汚れた内臓は、さまざまな病気の入口に立っているというサインなのです。

4 誰が見ても同じなの？　私の検査スタイル

　例えば、血液検査などは、どこで検査しても値はほぼ変わりません。これは、精度が管理されているから。どういうことかというと、全国の医療機関や検査センターなど、血液データを出している施設に、あらかじめ結果がわかっている同じ濃度の検体を配り、それを検査させ、出た値が合っているかを確認しているのです。低く出るとか、高く出るとか、結果を正解と照らし合わせ、機械を微調整しているのです。このようにして、精度管理は定期的にきちんと行われています。

　では超音波検査の場合はどうでしょう。超音波検査をする資格は、医師、臨床検査技師、看護師、放射線技師に認められていますが、実際には、臨床検査技師が行うケースが多いのが現状です。臨床検査技師免許は、専門の学校（大学、専門学校など）で必要な単位を履修し、国家試験を受けて取得します。しかし、これだけでは超音波検査はできません。授業で習う範囲は、実際に行うそれとはかけ離れています。実際に見られるようになるには、さまざまな技術や能力が必要です。

まず一つ目は、見たい画像を的確にモニターに映し出す技術です。プローブを当てれば見える、という単純なものではなく、当て方、腹部ガスの避け方、呼吸のさせ方など、最も見やすい条件を整えていきます。

どんな検査にも「検査的ブラインド」という、どうしても見えない箇所があります。例えばＣＴスキャン。これは体の断層写真を、まるで体をスライスしたかのように何十枚も撮る検査ですが、２㎝間隔でスライスした場合、その間に２㎝以下のものがあっても映し出されません。この、映し出されないところを「検査的ブラインド」といいます。腹部エコーにおける検査的ブラインドは、肝臓や膵臓の端などが代表。腹部ガスによる影響で見えなかったり、位置的にどこから撮っても、肋骨や肺が邪魔をして見えなかったりします。ですから、どんな検査にも完璧はありませんが、より見えない箇所を少なくする技術が必要なのです。

二つ目は、その画像から、異常を見つける技術です。画像検査（超音波検査、細胞診など）はすべてそうですが、画像を見て判断するので、見れば見るほど判断能力は上がります。「違和感をとらえる力」が付いてくるのです。つまり、何枚見たかによって、「正常範囲ではないと思われるもの」を見つける能力は上がります。これは単純に見た数に比例しています。はじめは誰でも初心者なので、先輩と一緒に検査し、ひとり立ちするには最低三年はかかるのではないかと思います。

三つ目は、見つけた「正常ではないと思われるもの」から、次に起こることを予想したり、根本原因を推察したりしながら、すべての臓器を関連付けて考える能力です。何か異常を見つけたときに、そこから考えられる原因を推測し、関連する臓器を全部見ていくのです。

例えば、腎臓の腎盂《じんう》や尿管が拡張しているとき、原因は石が詰まることである場合が多いので、まずそれを確認します（もちろん、がんなどの有無も確認）。石がない場合、下腹部までよく見て、腎盂拡張の原因を追求するのです。考えられる原因はいくつもあり、尿管をふさぐこともある卵巣がんのこともあれば、子宮筋腫が大きすぎることもあり、尿管の出口をふさぐ膀胱がんのこともあります。

このような例が体中にあり、**関連している臓器を見にいけるかどうかは検査技師の腕次第**、ということです。そして、診断はできませんが、インプレッション（印象）を医師に報告し、血液検査の項目を選択したり、次にどんな検査をしたらよいかを提案したりします。

つまり、超音波検査は、誰でもパシャッと写せば、結果が出るものではなく、技師が探しにいかなければ成り立たない検査です。当然、行う者によって差が出ます。**超音波検査ほど、医療機関によって、もっと言えば人によって、結果が左右される検査はないかもしれません。**

牧田善二著『人間ドックの9割は間違い』（幻冬舎新書）の中に、超音波検査のことが書いてあるくだりがあります。それには、「死に直結するガンは、腹部超音波検査で早期に見つけることはかなり難しいと言わざるを得ません」と書いてあります。「腹部超音波検査では無理」とも。

こう言われてしまうのには、こういう背景（人によって結果が左右される）があり、技師の技量の統一が図れない以上、残念ながらうなずけるのです。私が知っている限りでも、かなりの技量の差があります。

さらに言えば、先ほど、見た数に比例すると言っておいて矛盾するようなことを言いますが、違和感をとらえるには、やはり勘の鋭さのようなものが必要のように思います。**違和感は、何も画像に限ったことではなく、患者さんの顔色とか、声色とか、そう**

す。

いった「様子」にも現れます。言葉にならないような、感覚も重要な判断基準になりま

感覚を得るためには、**ただ画像を見るのではなく、やはり会話を交わすことがとても有効だと思います。**私の検査スタイルは、検査中にさまざまな質問をし、患者さんの生活ぶりを聞いていくところが特徴的かもしれません。**会話の中には、多くのヒントが隠れています。**私の脳はすべての事象を、データとして蓄積していきます。会話をしながら画像を見ることで、ＡＩでいうところの、ラーニングというやつを、自然にやっているのです。こういう感じの話し方の人はこんな内臓だった、こういう動作の人はこういう所見だった、というように……。私のように十五万人見てきた検査技師は、とてつもない量のラーニングから得たデータが脳に蓄積されているのです。

他の検査と同じように、超音波検査も、病気を見つけてもらってナンボです。ところが、今のところ、技師によって技量に差があります。しかし、きっと近い将来、それこそＡＩの活躍やハード側（超音波診断装置）の進歩により、差が出なくなる日がくるはずです。超音波検査は、本当によい検査ですから、機会があれば、ぜひ受けてください。そのうち検査室でお会いできるかもしれませんね。

5 内臓を見ればあなたのすべてがわかる

検査室は薄暗くて、小さな機械音がしています。患者さんは、ベッドに横になり、その傍《かたわ》らには超音波診断装置。私は、患者さんのお腹に直接、ちょっと冷たいゼリーを塗り、そこにプローブを当てて、内臓の様子をつぶさに見ていきます。

「はい、息を吸ってくださ～い」

「そこで止めてー」

「はい、楽にしてくださ～い」

中でも腹部超音波検査は、体にプローブをただ当てれば見えるという代物《しろもの》ではありません。人によって骨格も違えば臓器の位置、皮下脂肪の厚みも異なります。腹部エコーでは、腸管のガスと肋骨《ろっこつ》の影響をできる限り小さくして、観察しやすく工夫します。横隔膜《おうかくまく》を下げるような呼吸である腹式呼吸をしてもらい、臓器を肋骨の影響がない位置まで下げてもらいます。大きく息を吸ってもらうのはそのためです。

それでも見えないときは重力を使います。体位を変えて内臓の位置を変えます。例えば左を下にして寝ると、重力で肝臓が左に落ちるので、それを覗《のぞ》き込むようにしてプローブを当てます。

こんなふうに、最も見やすい条件を整え、できる限りをつくすのです。ですから、検査は患者さんに指示通りの呼吸をしていただきながらの二人三脚。あっち向いたりこっち向いたりと体位を変えてもらいながらのやや長丁場。

私は、この長丁場を利用して、さまざまな質問をし、患者さんの生活ぶりを聞いていきます。晩酌《ばんしゃく》をしているか、脂っこいものが好きか、甘いものはどうか、運動の習慣はあるかなど、生活習慣について話しているうちに、自然とストレスの話になります。上司と折り合いがよくない、旦那が気難しい、忙しすぎてとにかく休む時間がない、などなど。

症状は何もなくても、超音波検査や血液検査に異常が現れている時点で、体は悲鳴を上げています。何かを改善しなければ、そのまま進んでいってしまいます。改善すべきは生活習慣なのですが、その生活習慣を改善するためには、実は感情習慣も改善することが必須なのです。感情習慣を改善すると、いずれ健やかな生活習慣に改善されていきます。

心身ともに緊張状態にある時間が長すぎることが、病気の原因になっていることが多いのです。これは疑いようがなく、多くの患者さんと話す中でわかった事実です。

あなたは、ちゃんと休めていますか？

自分を後回しにして、がんばりすぎていませんか？

この本では、各章のはじめに、私が検査室でよく質問する、チェックリストをつくりました。ご自身と照らし合わせながら、この本を読み進めていただけば、あなたの心や体がどんな状態なのか、今何をすればいいかがわかります。一緒にチェックしていきましょう。

chapter

2

怖い病気に一直線！脂肪肝のこと

1 内臓のヨゴレ度チェック

- □ 甘いものが好き
- □ お酒を毎日飲む
- □ 10年前から５kg以上体重が増えた
- □ コレステロール値が高いと指摘されたことがあるが特に何もしていない
- □ 中性脂肪が高いと指摘されたことがあるが特に何もしていない
- □ 脂肪肝と言われたことがあるが特に何もしていない

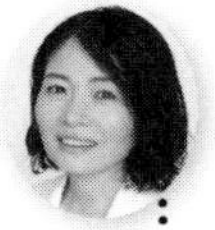

チェックリストの解説

甘いものを大量にとることや、お酒を毎日飲むことを、特に問題ないと思っている方は多いのですが、はっきり言います、その生活は問題ありです！

超音波検査で内臓を見るとき、プローブを当てると、一瞬ではっきりとわかるのが肝臓のヨゴレです。汚れた肝臓は真っ白に見えます。そして、そんな方に話を伺うと、生活が乱れていることが多いのです。

一つでもチェックの付いた方は一度超音波検査を受けてみてください。

2 肝臓は沈黙の臓器

摂取したのに余ってしまったエネルギーは、脂肪という形になって肝臓にも蓄えられます。ここまでは誰でもそうなのですが、あまりにもエネルギーが過剰になると、異常な量の脂肪が肝臓に蓄積されます。肝細胞にどんどん脂肪がたまっていき、全肝細胞の30％以上が脂肪化している状態を「脂肪肝」と言います。検査技師は診断はしませんが、超音波検査では、プローブを当てた瞬間に、脂肪肝かどうか判断できます。

検査中、そんな方に「今まで何か異常を指摘されたことはありますか？」と聞くと、多くの方は「ありません」と答えます。ところが「脂肪肝と言われたことはありますか？」と聞くと「それは毎年言われます」と答える方が多いのです。つまり、**脂肪肝を異常ととらえている方が少ないのが現状**なのです。

何の症状も出ないので、気楽に考えていらっしゃるかもしれませんが、**残念なことに脂肪肝は、画像で見ても明らかに異常な状態です。**肝臓は「沈黙の臓器」と呼ばれており、脂肪肝になっていても痛くなったりはしないのです。痛くなれば、お医者さんに行こうという気にもなるでしょうし、真剣に改善しようととり組むでしょうけど、痛くもかゆくもないのですから、そんな気持ちには、なかなかなれません。しかし脂肪肝は、さまざまな病気の入口に立っているというサインなのです。

実は、脂肪をため込む原因は、単に摂取カロリーの過多だけではありません。原因については、ｃｈａｐｔｅｒ３、４で詳しくご説明しますが、**ここで一番大切なことは、「汚れた内臓」は、「きれいな内臓」になれる内臓だということです。ため込んでいるものを緩《ゆる》めて、流れをよくすれば、必ずきれいな内臓に戻れます。**そう言われるとちょっと、改善してみようかな、という気持ちになりませんか？

汚れた内臓は、本来の内臓より硬くなってしまっています。私の経験上、脂肪肝の方は、疲労感を抱いていたり、肩こりに悩んでいたり、内臓と同じように、心や体も硬くなっている方が多いのです。汚れて硬くなってしまった内臓を、本来のやわらかい状態に戻すには、あなたの心がまず、やわらかくなることが必要です。

この本では、内臓の話だけでなく、あなたの心や体をやわらかくする方法を説明していきたいと思います。

3　肝臓に脂肪をため込む仕組み

脂肪肝（図2－1参照）について、もう少し詳しく見ていきましょう。

突然ですが、フォアグラって食べたことありますか？　世界三大珍味の一つで、フランスでは宮廷料理に外せない食材として、歴史上多くの美食家たちに愛されてきた、いわゆるご馳走《ちそう》です。

フランス語で「フォア（foie）」は肝臓で、「グラ（gras）」は脂肪のこと。文字通り「脂肪肝」を意味しています。フォアグラは、アヒルやガチョウに過剰《かじょう》に餌《えさ》を与えることで、過剰なエネルギーを脂肪とし

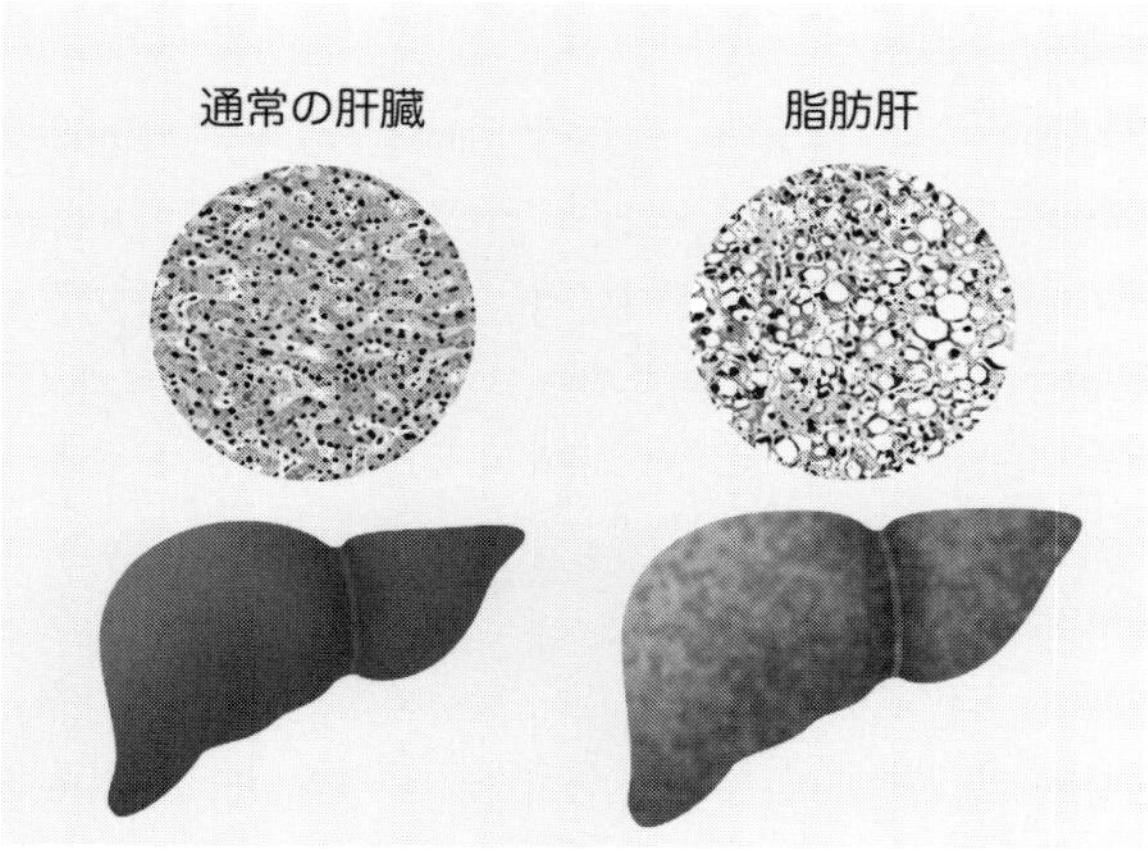

図 2-1　通常の肝臓と脂肪肝の肝臓（イメージ図）

てため込ませた肝臓です。

人は単純に、油を食べると脂肪肝になるわけではなく、炭水化物もたんぱく質も脂質も、「中性脂肪」という形に変えて肝臓にため込みます。この仕組みは、人類が生き抜くために備わったものなのです。

今、あなたの周りにはいつでも食べ物がありますよね。食べたいときはもちろん、特に食べたくないときまで、手軽に好きなものを食べられます。私も飽食《ほうしょく》の時代に生まれ、幸せ者です。でも、こんなふうになったのは、ほんのちょっと前から。人類の長い歴史から言えば、ごくごく最近の話。

人類がまだ狩猟《しゅりょう》中心の暮らしをしていた時代、安定して食料を得ることは難しく、飢餓《きが》が続くこともありました。長い飢餓の時代、食べ物はいつも不足していましたから、食べられたときには体に蓄えておく必要がありました。今では珍しくない「食べすぎ」は飢餓の時代には滅多になく、幸いにも食べすぎることができたときには、余ったエネルギーを蓄えておく仕組みができ上がりました。エネルギーを脂質に変えて、内臓脂肪や皮下脂肪として蓄えたり、肝臓や筋肉などに蓄えたりしておくのです。さまざまな栄養素を脂肪に変えるのは、脂肪にしておくことで、より多くのエネルギーに変えることができて、効率がいいからなのです。この、肝臓に脂肪を蓄えるシステムは、飢餓に備えたすばらしい生き残りシステムなのです。

ところが、食べたいときにいつでも食べられるようになった現代では、蓄えるシステムが、かえって健康を損ねてしまうという、皮肉な結果となりました。食べたいものを食べたいだけ食べていては、どんどん体は脂だらけになってしまいますから、健康のためには、ある程度がまんしないといけないわけです。

実は、人は甘いものや脂っこいものを食べると、「幸せ～」を感じるようにできています（P45参照）。ですから、それをがまんしなければならないなんて、現代人は意外につらいわけです。詳しい仕組みはｃｈａｐｔｅｒ３で解説します。

4 脂肪肝の放置は絶対ダメ！

実際、放っておく方が多い脂肪肝ですが、一体何がいけないのか、詳しく見ていきましょう。

肝臓は、エネルギーを蓄える以外にも、たんぱく質の合成、有害物質の分解や解毒《げどく》、そして、消化に必要な胆汁《たんじゅう》をつくって消化液として分泌《ぶんぴつ》しています。実にさまざまなことをしてくれているんですね。そんな肝臓に負担をかけ続けることになるのが、脂肪肝という状態です。

余ったエネルギーを脂肪に変えて肝臓に蓄えていくと、ちょっと専門的に言えば、細胞膜の透過《とうか》性が高くなったり肝細胞が壊れたりします。血液検査での酵素の値AST（GOT）、ALT（GPT）は、肝細胞の壊れ具合と比例しています。肝細胞が壊れると、細胞の中にある酵素AST（GOT）、ALT（GPT）が血液中に出てくるためです。

このように、脂肪をため込むことによってどんどん肝細胞が壊れていきます。さらに内臓脂肪組織は、人体最大の内分泌臓器とも言われ、善玉ホルモンと、悪玉ホルモンを分泌します。脂肪細胞が大きくなると、ホルモン分泌のメカニズムに異常がおこり、悪玉ホルモンの分泌が増えます。この、悪玉ホルモンが過剰に肝臓に流れ込むことにより、肝臓で炎症が起きて不純物の処理が追いつかなくなり、酸化ストレスが発生します。すると、さらに炎症が強くなるため、**慢性肝炎から肝硬変《かんこうへん》、ひいては肝臓がんを引き起こします。実際、超音波検査で見つかる肝臓がんの方々は、脂肪肝を放っておいた方がほとんどです。**

アルコール性の肝硬変は、お酒を飲むことによって脂肪肝になった後、慢性肝炎になり、肝硬変になる、という道をたどります。ですので、お酒を飲む方は、脂肪肝と言われた段階で、異常は始まっています。アルコール性の肝硬変のうち、14％は肝臓がんになるとのデータがあります。

肝臓がんの原因のうち、割合が多いのはウイルス性の肝硬変で、全体の約7割。次にアルコール性の肝硬変で約2割。残りの1割がそれ以外、すなわちＮＡＳＨ《ナッシュ》（非アルコール性脂肪肝炎）からの肝硬変です。

ＮＡＳＨは、平たく言えば、アルコール以外の原因で脂肪肝になった状態が長く続くことによって起こる肝硬変。甘いものや脂っこいものが原因というわけです。その数は、肥満人口の増加に伴い、急増しています。そしてNASHと診断された人の11・3%が、肝臓がんになるとのデータがあります。アルコール性と同様に、こちらも無視できない数字だと思うのは、私だけでしょうか。「食べすぎでがんになる」なんて、信じられないかもしれませんが、実際にあり得ることなのです。

NASHの手前の状態である脂肪肝も、当然、年々増加傾向です。データでは成人男性の約4割、成人女性の約2割となっていますが、私が検査をしている東京都内に限って言えば、もっと多い印象があり、肌感覚では検査に来た方の半数近くが「内臓が汚れている」という印象があります。

脂肪肝とは、シンプルな言い方をすれば、

① エネルギー過多（食べすぎ）の状態が過去にあった、または今現在その状態が続いている
② 過去に心や体に滞りがあった、または今現在その状態が続いている
③ 今現在糖尿病、心筋梗塞、脳梗塞など生活習慣病の入口に立っている

ということなのです。

つまり、**脂肪肝は、今、なんとかしなければならないシロモノであり、絶対に放置してはいけないものだということです。脂肪肝は、エネルギー過多＝食べすぎ、飲みすぎを改善したり、ストレスを減らすことで改善します。**

では、なぜ食べすぎてしまうのか？　なぜため込んでしまうのか？　この問題は、心の状態に原因があることが多いのです。この本では、これらの理由も解説していきたいと思います。

5 脂肪肝の人にありがちな血管の汚れ

内臓脂肪の蓄積と脂肪肝には比例関係があるので、脂肪肝だということは、内臓脂肪の蓄積もあると推定されます。そして、内臓脂肪が蓄積すると、増加した悪玉ホルモンの働きにより、高血糖、高脂血症を引き起こし、血液はドロドロになり、動脈硬化を引き起こします。

この章では脂肪肝について解説してきましたが、ここで、**脂肪肝の方が同時に抱えていることが多い、頸動脈の動脈硬化やプラーク**についても少し触れたいと思います。プラークとは、一言で言えば、「危険な汚れ」のことです。

サラサラときれいな水が流れる川を想像してみてください。川底までくっきり見えるような澄《す》んだ水が流れていれば、川底は汚れませんよね。ヘドロはたまりません。ところが、余分なものが混じった汚れた水が流れている川には、川底にどんどんヘドロがたまっていきますよね。血管の壁の厚みが増すのも同じような理屈です。ドロドロした血が流れ続けると、血管壁の厚みが増したり、プラークができたりします。

頸動脈エコーでは、この血管壁の厚みを評価します。この指標は内膜《ないまく》中膜《ちゅうまく》複合体《ふくごうたい》（ＩＭＴ）と呼ばれます。生まれたての赤ちゃんは、血管壁に汚れはありません。しかし、血液が流れ続けることによって多少は劣化していき、年齢を重ねるとそれなりに厚みは増します。なので、年齢によってＩＭＴの正常値は変わります。

ところが、「それなり」ではなく、異常に増してしまう方もいて、この血管壁の厚みが異常に増した状態を、動脈硬化と言います。脂肪肝同様、食べすぎの方は要注意ですが、原因はそれだけではありません。運動もしているし、食事も気を付けているのに血液がドロドロ……こういう方は、やはり**脂肪肝同様、心や感情に原因がある場合が多く、単純ではありません。**

よく患者さんから「薬で溶けませんか？」と質問を受けるのですが、残念ながら溶かす薬はありません。それどころか、厚みの増した壁や、一度付いたプラークは、二度と元には戻りません。芯があればどんどん大きくなる雪だるまのように、どんどん厚みは増します。手術でとり除いてしまえばいいのでは？　と思われるかもしれませんが、手術中にプラークが脳に飛ぶリスクがあり、とても危険です。ですから、よほど厚みが増して脳への血流が滞るほどになってしまった場合のみ、プラークを削る手術をします。

血管は、肝臓と違って元には戻りませんが、これ以上悪くならないためにやれることは、たくさんあります。それは血流をよくすることです。次のｃｈａｐｔｅｒ3以降、折にふれ血流をよくするためにできることもご紹介していきますので、できることから実践していただければと思います。

chapter 3

食べすぎないための感情習慣

1 食べすぎ度チェック

- □ ストレスが多いと感じる
- □ 気付くと三食以上食べていることがある
- □ 無性に甘いものがほしくなることがある
- □ 暇だととりあえず食べてしまうことがある
- □ 夕飯を食べた後にさらに食べる習慣がある
- □ 自分はだめだなと思うことがよくある

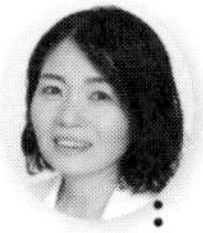

チェックリストの解説

通常、体は生命活動に必要なエネルギーを摂取するために、カロリーを欲します。それが食欲です。ところが、もう充分食べているのに、なぜかさらに食べちゃうこと、ありますよね。甘いものや脂っこいものがたまらなくほしくなったら、それは、がんばりすぎのサインです。

すでにがんばりすぎなのに、健康のためにと、さらに甘いものや脂っこいものを全力でがまんしているあなた。がまんせずに変わるためのヒントをお知らせしますので、一つでもチェックの付いた方は、参考にしてみてください。

2　あなたが食べすぎてしまう二つの理由

「つらいとき、どうしても甘いものを食べちゃうんですよね」

「イライラすると、甘いものや脂っこいものを食べたくなるんです」

脂肪肝と診断された患者さんの多くは、そうおっしゃっては反省しきりな顔をされます。ではなぜ、つらいときやイライラするとき、甘いものや脂っこいものを食べたくなるのか、ご存じですか？　主に二つの理由があります。

一つ目は、脳内に分泌される**ホルモンの働き**です。セロトニンだの、ドーパミンだの、エンドルフィンだの、何やらそんな名前、聞いたことあるかもしれませんね。これらは、幸せホルモン＝快楽物質などと呼ばれます。甘いものを食べたらドバーッと出るのですよ。この快楽物質が。だから、幸せ～な気持ちになるのです。

では、なぜ甘いものや脂っこいものを食べたとき、快楽物質が出て気持ちよくなる仕組みがあるのでしょうか？　その昔、飢餓の時代……ｃｈａｐｔｅｒ２（Ｐ34）でもお話しした通り、効率よくたくさんのエネルギーを補給できる甘いものと脂っこいものは、貴重なエネルギー源で、よりたくさん食べて、より多く蓄えるため、より美味《おい》しいと感じるように、より多くの快楽物質が出る、という仕組みになっているわけです。

そして、あなたががんばったとき、疲れた体はがんばった分ご褒美《ほうび》を欲します。ご褒美で疲れた体を癒《いや》して、幸福感、満足感を味わいたいと思うのです。この、幸福感、満足感を体に与えるのが、先ほどお話しした、甘いものを食べたときに分泌されるドーパミンやエンドルフィンなどの、幸せホルモン＝快楽物質と呼ばれるものなのです。要するに、**甘いものや脂っこいものを食べると幸せになれることを、体は知っているんですよね。だから、食べちゃう。**

中でもドーパミンは、報酬系《ほうしゅうけい》と呼ばれる、快感を感じさせる脳内システムに関係していて、脳に強い快楽の刺激を与えるので、中毒性まであります。だから、そもそも抗《あらが》うのは至難《しなん》の業《わざ》なのです。

二つ目は、**自律神経の調整**です。自律神経には交感神経と副交感神経があり、**交感神経はアクセル＝戦闘・逃走モード、副交感神経はブレーキ＝リラックスモード**、と言われています。この二つがバランスよく働くことで、自律神経は機能します。周りにいつも気を遣っていたり、激務が長時間続いたりで、ヘトヘトなあなた。交感神経優位な状態、アクセル踏みっぱなしの状態です。車ならどうなります？　壊れますよね。だから体は、もうこれ以上壊れないように、**甘いものを食べると副交感神経優位になるという仕組みを利用して、ブレーキを踏もうとする**わけです。

いかがですか？　よくできてますね。あなたはただ、**生きるための「本能」を使って、体と心を守ろうとして食べすぎただけなのです。快楽物質を出して副交感神経優位にするために。**ですからどうか、食べすぎたことを、責めないでください。

急に食欲が増したり、甘いものや脂っこいものが大量に食べたくなったら、がんばりすぎのサインです。それは、がんばりすぎているあなたに、脳が、もうちょっと休んでいいよ、疲れたねー休もうよーと、訴えているだけなのですから。

しかし、だからと言って、そのまま食べ続ければ、余分なカロリーを体にため込んでしまい、病気になりかねません。これからは、体が欲しているのは、快楽物質であることを理解して、食べること以外の別の方法で快楽物質を出していければ、本当の意味で、体を守っていけそうですよね。その方法をご紹介したいと思います。

3 体がほしがる快楽物質の出し方

ここまでで、あなたが食べすぎる理由は、心と体を守るためだということ。脳はがんばっている心と体にご褒美をあげたくなり、ご褒美として**体がほしがっているのは、実は快楽物質**だということ。おわかりいただけたかと思います。

ご褒美として一番てっとり早い方法が、「食べる」という方法なので、みなさん、とりあえず食べるわけです。ところが、この「てっとり早く」というのがなかなかの曲者《くせもの》で。

一刻も早くこのつらい気持ちから抜け出したいと思うからこその、「食べる」という行為。ところが、実は、快楽物質が一番多く分泌されるのは、食べることではなく、「達成感」なのです。

達成感をどんなときに感じるかというと、例えば、ずーっと片想いだった人に想いが通じて両想いになったときや、大変なプロジェクトを任されてずーっと努力を重ねて大成功したとき……。つまり達成感とは、手前につらい期間があって、そこを抜けたときに得られる快感のことなのです。

ですから、達成感を得るためには、ちょっと時間がかかるんです。ちっともてっとり早くない！　というより、つらい時期が長いほど達成感も大きく、より快感が得られるという、いじわるな仕組みになっているのです。でも、人間が努力できるのは、このご褒美のおかげなのかもしれません。

一度達成感を味わうと、またほしくなり、難題をどんどん乗り越えて、挑戦する力も付きます。やりがいができるとうれしくなり、幸せ～を感じるようになる。すると、満たされてくるので余計な食欲はなくなり、自然と体重は落ちて、体にため込むこともなくなります。まさに、いいことずくめです！

ここでは、**一番の解決方法が「食べる」ということではない**ということだけ、まずはお話ししたかったのです。**体が欲しているのは、カロリーではなく快楽物質で、快楽物質が一番出るのは「達成感」なのです。**

人は、幸福感を得るために生きている、と言っても過言ではありません。先にある幸せのためにがんばれたり、満たされるためにつらい思いをがまんできたりします。でもそれが得られなかったとき、体が悲鳴を上げるのです。ですからとりあえず自分を救うために、食べるのです。

そういう意味でも、心の問題の解決なしには、生活習慣病の解決はあり得ません。満たされることが大切なのです。もっと厳密に言うと、「不満」を感じるより、「満足」と感じることが大切なのです。そういう感情習慣に変えていけばよいのです。**感情習慣を変えていくことは、食べすぎることをなくすための第一歩**なのです。

詳しくはｃｈａｐｔｅｒ５、ｃｈａｐｔｅｒ６で解説していきます。

4　女性特有の食べすぎ&ため込む仕組み

「若いころはいくら食べても太らなかったのよ」
「ちょっと太ってもすぐに痩《や》せたし、それほど食欲もなかったしね」
「最近、脂肪の付き方が変わったわ。やたらお腹《なか》周りに付くようになっちゃって」

はいはい、これ、私のことです。四十代、五十代の方なら、多かれ少なかれ、心当たりがあるのではないでしょうか。

特に五十代、更年期を過ぎた女性は、年に平均750g《グラム》ずつ体重が増えます。そう、無視できないのが、女性ホルモンと肥満の関係です。女性の脂肪の代謝のほとんどは、女性ホルモン、エストロゲンに依存しています。エストロゲンは、妊娠に関してつくづくすごい仕組みを持っています。

まずは妊娠するための大前提、いい男をつかまえる（と言っては語弊《ごへい》があるかもしれませんが）ため、エストロゲンは、異性にとって魅力的になるよう、女性らしい脂肪の付き方を促します。脂肪をバストとヒップに優先的に付くようにして、エストロゲンに含まれる食欲を抑えてくれる成分、レプチンの働きで、それほど食べなくても平気にさせてくれます。さらに、体内で胎児の成長するスペースを確保するため、お腹周りに脂肪が付かないように、内臓脂肪も抑えてくれます。こんなふうにして、スマートな体型を維持してくれています。若いうちは。

いいこといっぱいのエストロゲンですが、三十代をピークに減り始めて、五十代の閉経を迎える頃にはピーク時の三分の一ほどになってしまいます。脂肪も付きやすくなり、要は太りやすくなります。さらに、エストロゲンが不足すると、セロトニンも不足しやすくなり、不安や心配、イライラや落ち込みが増しますから、それを解消するため、たくさん食べたくなります。

四十代、五十代になると多くの女性が悩むふっくらしたお腹。そんな、お腹が気になる方々の肝臓は、超音波検査で覗いてみると、白く汚れてしまっていることもしばしば。その原因は女性特有の、というより、女性ならば誰もが通る、ため込む仕組みなのです。

まずは、脂肪が今までみたいに燃焼していないことを知ってください。そして、**一気**

に解決しようとしないでいただきたいのです。脳は、つらいことを続けられません。そのように人間の体はできているのです。だから、つらいと感じるほどの運動も禁食も、逆効果です。

次の項では、私が患者さんにおすすめしている「ちょこっとずつ戦法」をご紹介します。

5 ホルモンと自律神経にいい「ちょこっとずつ戦法」

血液検査で脂質や血糖値の異常を指摘され、「体重を落としてくださいね」と言われたこと、ありませんか？　そして、食べる量を極端に減らし、ハードに運動もして、短期間で10kg痩せたのに、すぐに戻るばかりか、余計に体重が増えてしまったという方……たくさんいらっしゃるのではないでしょうか。世に言う、リバウンドですね。

きっとものすごくがんばってダイエットされたことでしょう。つらいダイエットに耐えた結果、一旦は痩せました。しかし、人は「嫌《いや》だ」とか「つらい」と感じることを続けられません。「嫌だ」とか「つらい」と感じると、交感神経優位になりますから、脂肪をためやすくなりますし、体は冷えて基礎代謝（生命維持に必要な最低限のエネルギー）は落ちて……。

もうおわかりですね。逆効果なのです。ダイエットする前よりも、かえってため込みやすくなってしまうのです。

また、いきなり無理なダイエットをして、失敗をくり返すと、「またダメだった」

と、ダメだったことに目が行きます。そうすると自分はダメなやつだと落ち込んで、これまた交感神経優位に。

カウンセリングを担当した患者さんから、相談を受けたときには、「一生やれることをやりましょう！」と提案しています。**運動にしても、食事制限にしても、無理なく、楽しく、ちょこっとずつ、がポイントです。「嫌だ」と思わない程度に、無理のない範囲でやれることを続けましょう。**

例えば、ご飯を毎食一口だけ残す。これを365日続ければ、かなりの量を制限したことになります。ね！　できそうでしょ？　しかも、「今日もやったぞ！」とできた自分を褒めてあげれば、達成感も感じられ、ご褒美に快楽物質が出ます。快楽物質が出れば、副交感神経優位になり、自律神経も整います。

健康の秘訣は、体重や検査の値を、一気に落とすことではありません。少しずつ落としていって、維持することにあるのです。**まずは考え方を「一気に」から「ちょこっとずつ」に、そして感じ方を「だめだ」から「よくやった！」に変えること。この二つだけ、気にしてみてください。**

他にも、暮らしの中で手軽に快楽物質を出したり、自律神経を整える方法はいくつもあります。次に、具体的な方法をご紹介します。どれも当たり前のことかもしれませんが、それでいいんです！　どれでも結構ですので、冷蔵庫を開ける前に、コンビニに走る前に、無理なくできることをちょこっとずつ、試してみてください。

① 朝起きたら太陽の光を浴びる

朝起きたらとりあえずカーテンを開けて、朝日を浴びましょう。十分ぐらいで充分です。これで、体内時計のリセット完了です。

体内時計はとても大事です。深くて質のよい睡眠に関わっているメラトニンは、起床してから十四〜十五時間後に分泌され始め、その後二時間くらいで分泌量はピークに達します。この周期が決まっているので、質のよい睡眠のためには、体内時計を毎日しっかりリセットする必要があるのです。できれば毎日、同じ時間に起きて朝日を浴びてください。規則正しい生活は、自律神経のバランスを整えます。

そしてこのメラトニン、材料の一つはセロトニンなんです。朝日を浴びると、気持ちいいですよね。この、気持ちいい〜のときに出る物質がセロトニンです。**気持ちいいなぁーと、朝が来たことに感謝するような気持ちで一日を始める。**こんな習慣、ちょっといいですよね。こうすることで、よりセロトニンが分泌され、これがメラトニンの材料になって、より分泌量が増え、深くて質のよい睡眠に導かれます。

質のよい睡眠をとることは、自律神経を整えるカギでもあります。

② ゆっくり味わいながら食べる

食べ物を摂取すると、血糖値が上がります。血糖値が上がるとそれを満腹中枢が感知し、「これ以上、食べなくていいですよ」という信号を体に送りますが、このシステムが働くのに十五分かかります。ですから、早食いだとこの信号が間に合わず、満腹感が得られず余分に食べてしまうことになります。

また、よく噛《か》めば満腹中枢を刺激するヒスタミンが出ます。噛めば噛むほど分泌量が増えるので、少ない食事量でも満腹感が得られます。そして、味わって食べることでオレキシンが分泌されます。オレキシンは、筋肉での糖の利用を活発にさせる作用があり、血糖値を低く抑えるだけでなく、脂肪細胞への糖のとり込みも抑えます。そのため、オレキシンの分泌は肥満予防につながります。

とにかく忙しくて時間がないから、ゆっくり食べるなんて無理！　という方もいらっしゃるかもしれませんが、早食いによる血糖値の急な上昇は、血管に負担がかかり、循環器系の病気（心筋梗塞や脳梗塞）のリスクが増えるだけでなく、血糖値を下げる働きをするインスリンを分泌する細胞を疲弊《ひへい》させてしまうので、糖尿病にもつながりかねません。あなたにとって一番大切なのはあなたの体です。**食べるときは「美味しいな」とか、食べ物の味にちょこっとだけ集中してみてください。**ゆっくり食べて副交感神経優位にすれば、交感神経もしっかり働き、食事に使った時間をとり返せるぐらい、食後の仕事が捗《はかど》りますよ。

③ 上を向いて深呼吸する

自律神経は、呼吸も司《つかさど》っています。ですから呼吸の仕方によって、交感神経と副交感神経のどちらを優位にするかを決められます。気合を入れるのも、リラックスするのも、呼吸の仕方次第なのです。

具体的には、息を吸う時間：息を吐く時間を１：２にすることで、副交感神経優位になります。例えば、３秒で吸って６秒で吐くという具合です。逆に６秒吸って３秒吐けば、交感神経優位になります。副交感神経優位になれば、血流がよくなり、酸素が体のすみずみまで行き渡ります。

上を向いて、吸うときに胸を開くと、たくさん酸素が入ってくるため、より効果があります。人間、落ち込んだときには、無意識に顔は下を向き、背中は丸くなりがちですよね。最近では、スマホやパソコンの影響でうつむく時間が長くなり、首の不調を訴える人も増えていますが、ちょっと疲れたなと感じたときや、気持ちが落ち込んだときは、まず上を向いて胸を開いて、深呼吸しましょう。このとき、吐く息を長めにするよう意識することがポイントです。

気持ちを切り替えるのが難しいという方も、とりあえず上を向いて、胸を開いて深呼吸。ね？　**ちょっとだけ心が楽になりませんか？　人間は、上を向きながら落ち込めないようにできているのです。**続けていけば血流も改善してきて、肩こりや首こりなどにも効果ありです。

④　ウォーキング貯金をする

私もはっきりいって運動はキライです。立ってるより座ってるほうがいいですし、座ってるより寝てるほうが好き。でもね、実際問題としてまったく運動しないと気分も落ちこみがちになります。鍛えろとは言いませんが、ちょこっとでも運動することは大事です。

なんとか運動を習慣化したいと、スポーツジムに通っていらっしゃる方も多いかもしれません。でも、わざわざお金を払ってきついことをしにいくだなんて、とってもハードル高いですよね。そんなあなたには、「ウォーキング貯金」をおすすめします。

まず、貯金箱を用意します。お金を入れたとき「チャリーン」と音がする物がいいです。音も脳にいい影響がありますから。毎日小一時間、だいたい４km、ご近所を２km行って帰ってくるぐらい歩きます。大変そうだなーという方は、最初１km行って帰ってくるぐらいから始めてください。スポーツジムに通ったとしたら、安くても一回五〇〇円はかかりますよね。なので、近所を散歩して帰ってきたらジムに行ったつもりで、貯金箱に五〇〇円入れるのです。毎日できるとよいですが、まずは週二~三回から始めてみましょう。

そして時々貯金箱を振りましょう。続けたご褒美が形となって表れるのです。一年も経《た》てば、**お、貯まってきたぞ、と実感できます。**ね！　ちょっとやる気になりませんか？　人間は、楽しいことは続けられます。楽しみながら運動しましょう。そして、

「運動するのが当たり前の自分」になればこっちのもの。バンバン貯金も貯まります。

⑤ ゆったり音楽を聴く

五歳からピアノを始め、十六歳でバンドに明け暮れ、音楽活動をしていた時期もある私にとって、自律神経と音楽の関連性は、強く訴えたいテーマでもあります。

音楽の周波数と背骨には深い関係があり、背骨は自律神経と密接な関係があることから、音楽で自律神経を整えることができるのは、容易に想像できます。

あまりテンポの早い激しい曲は別として、音楽は主に副交感神経に響きます。よりリラックスするには、懐かしいメロディーを聴くことや、鼻歌でいいので軽く歌ってみることも効果があります。

そして、高音域でゆらぎのある音楽を聴くことも、副交感神経に響きます。例えば音程の違う複数の音が重なりあって奏でる、ハーモニーがある曲……クラッシックを聴いて眠くなる、という方、まさに副交感神経が優位になっているからでしょう。

より副交感神経を働かせるには、雑音のない薄暗い部屋で、座り心地のよい椅子やソファーに座り、ゆったりとくつろぎながら聴くこと。二十分くらいでいいので、**頭を休**

めるような気持ちで、好きな曲を聴いてみてください。

⑥ 体をさする

乾布摩擦《かんぷまさつ》って、やったことありますか？　タオルでゴシゴシするあれです。ちょっとやってみるとわかるのですが、まずは体がぽかぽかして、ちょこっとだけ心に余裕のようなものが生まれます。

やわらかいタオルを使うのがおすすめですが、何も乾布摩擦とまでいかずとも、服の上からさするだけでもOKです！　手の先から腕、腕から肩と、さすってみてください。足も同様に、足先から太ももへ、外側、内側、前側、後ろ側とさすってください。背中は、タオルを広げて肩にかけ、斜めにしたり、移動させたりしながら満遍《まんべん》なくさすります。

摩擦による刺激によって、皮下にある毛細血管が拡張し、血の巡りがよくなります。人間の体には、三十七兆個もの細胞があり、その一つ一つの細胞が、血液から酸素や栄養をもらっています。ですから細胞一つ一つに血液を充分に流し、細胞一つ一つを健やかな状態にしてあげることが大事なのです。

心身ともに忙しすぎて、交感神経優位で血管が収縮しがちな現代人は、呼吸も浅くなりがちです。これでは細胞に充分な酸素や栄養が行き渡りません。酸素が不足すると、酸素がなくてもエネルギーの生成ができるようにと、細胞は、酸素が少ない環境でも効率よくエネルギーを生み出せるがん細胞に変化しやすくなるのではないかと言われています。ですから、がんの予防という意味でも、乾布摩擦は効果があると私は信じています。

そして、血管が開くことで副交感神経優位になり、自律神経機能の改善につながります。自律神経機能が改善すれば、体は「休み」と「活動」のバランスを上手くとれるようになり、必要以上に血管が収縮するようなことが起こらなくなります。

私は患者さんに寝る前の乾布摩擦をすすめています。交感神経が優位だとなかなか睡眠に入れないのですが、**今日も無事一日を終えた自分に感謝するような気持ちで体をさすれば、副交感神経優位になり、気持ちもやわらかくなって質のよい睡眠に入れます。**質のよい睡眠がとれると昼間は活動的になるので、夜ぐっすり眠れるようになり、よい睡眠サイクルへとつながります。

習慣化するためにも、枕元にお気に入りのタオルを置いておくと楽しさも増します。

楽しいとか、気持ちいいという感情はとっても大事。人間は、義務感だけでは続けられないようにできているのです。

さまざまなワークをご紹介しましたが、大事なことは、**無理なく、楽しく、ちょこっとずつ、です。**ゴールまでの距離を見て、ため息をつくのではなく、**一歩でも進んだら、そのプロセスに目を向けてください。そうすることで、何回も達成感が味わえます。**

この本を読んでいただいた時点で、今のあなたは、もう昨日のあなたとは違います。ちょこっと知識を得て、その分進化しているのです。ゴールまでの過程を楽しめば、近い未来に達成感の嵐がやってくるでしょう。

chapter 4

ため込まないための感情習慣

1 ため込み度チェック

- □ 何かしていないと落ち着かない
- □ 人から何かたのまれるとつい引き受けてしまう
- □ 周囲から「がまん強い」と言われる
- □ 倒れるまで働いてしまったことがある
- □ 夜中に目が覚めてしまうことがよくある
- □ 自分は不幸だと感じる

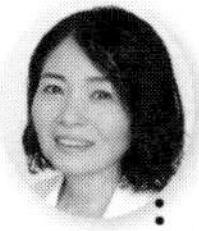

チェックリストの解説

甘いものや脂っこいものをとりすぎると脂肪肝になってしまう、そして、がんばりすぎると、体は自然と甘いものや脂っこいものがほしくなる、ということはみなさんもうおわかりかと思います。

ところが！　実際に食べすぎているわけでもないのに、がんばりすぎただけでも脂肪肝になってしまうことがある、というのがこの章のテーマです。

ストレス食いをがまんしても、心が悲鳴を上げれば、それだけで内臓には脂肪がたまっていくのです。一つでもチェックの付いた方は、意識してリラックスタイムをつくってください。

2 現代人は交感神経が働きにくくなっている

chapter3でもご説明しましたが、人間の体は、自律神経によってコントロールされていると言っても過言ではありません。ここで再び自律神経について解説します。自律神経は、内臓の働きや体温を調節している神経で、自分の意思とは関係なく二十四時間、体をコントロールし続けています。

自分の意思とは関係なく、とはどういうことでしょう。例えば、好きな人が目の前に現れたときや、みんなの前でスピーチするときに、心臓がドキドキしますよね。あれって、自分でドキドキさせようと思ってるわけじゃないのに、勝手にドキドキしちゃいますよね。アレです、アレ。もっと言うと、緊張すると心臓がドキドキする、というのは、「感情が勝手に内臓に影響している」という、もっともわかりやすい例だったりします。

そんなわけで自律神経は、環境や感情が起因となって、自分の意思とは関係なく血管や内臓を動かします。自律神経には、交感神経と副交感神経の二種類があって、アクセル役で体を戦うモードにする交感神経と、ブレーキ役で体を休息モードにする副交感神経が、シーソーのように、いつもバランスをとっています。

さっきの、心臓がドキドキする、というのは、交感神経の働きです。交感神経が働くのは主に昼間。仕事などで緊張しているときはもちろん、ストレスを感じているときにも働きます。筋肉は硬くなり、心拍数は増えます。いつでもパッと動けるように準備してくれているんですね。交感神経の働きは、「闘争と逃走」とも言われ、交感神経の働きのおかげで活発に動くことができ、いざというときには、戦うことも逃げることも可能にします。ですから、活動しているときには、しっかり交感神経を働かせる必要があります。

大切なのは、バランスです。この、自律神経のバランスが崩れた状態を「自律神経失調」と言います。**何かと忙しい現代。多くの人の副交感神経の働きが低下し、交感神経優位な時間が俄然《がぜん》長くなってきました。その結果、自律神経のバランスを崩す人が増えたことは、大きな社会問題ともなっています。**

そうなった理由は、いくつかありますが、大きな影響を与えているものの一つは光です。日の出とともに起き、日の入りとともに就寝していた時代には、ここまでバランスが崩れることはなかったと思われます。

文明社会では、夜になっても電気は煌々《こうこう》と灯されます。これでは副交感神経がうまく働きません。光は自律神経と密接な関係があります。太陽の光を浴びてメラトニンという物質をたくさん出しておくと、夜、セロトニンが出て気持ちよく眠れるのです。だから、朝起きて夜眠るという、規則正しい生活がとても重要になってきます。

昼間は眠いのに夜になると目が冴《さ》えるというあなた、自律神経が失調気味なのかもしれません。仕事柄難

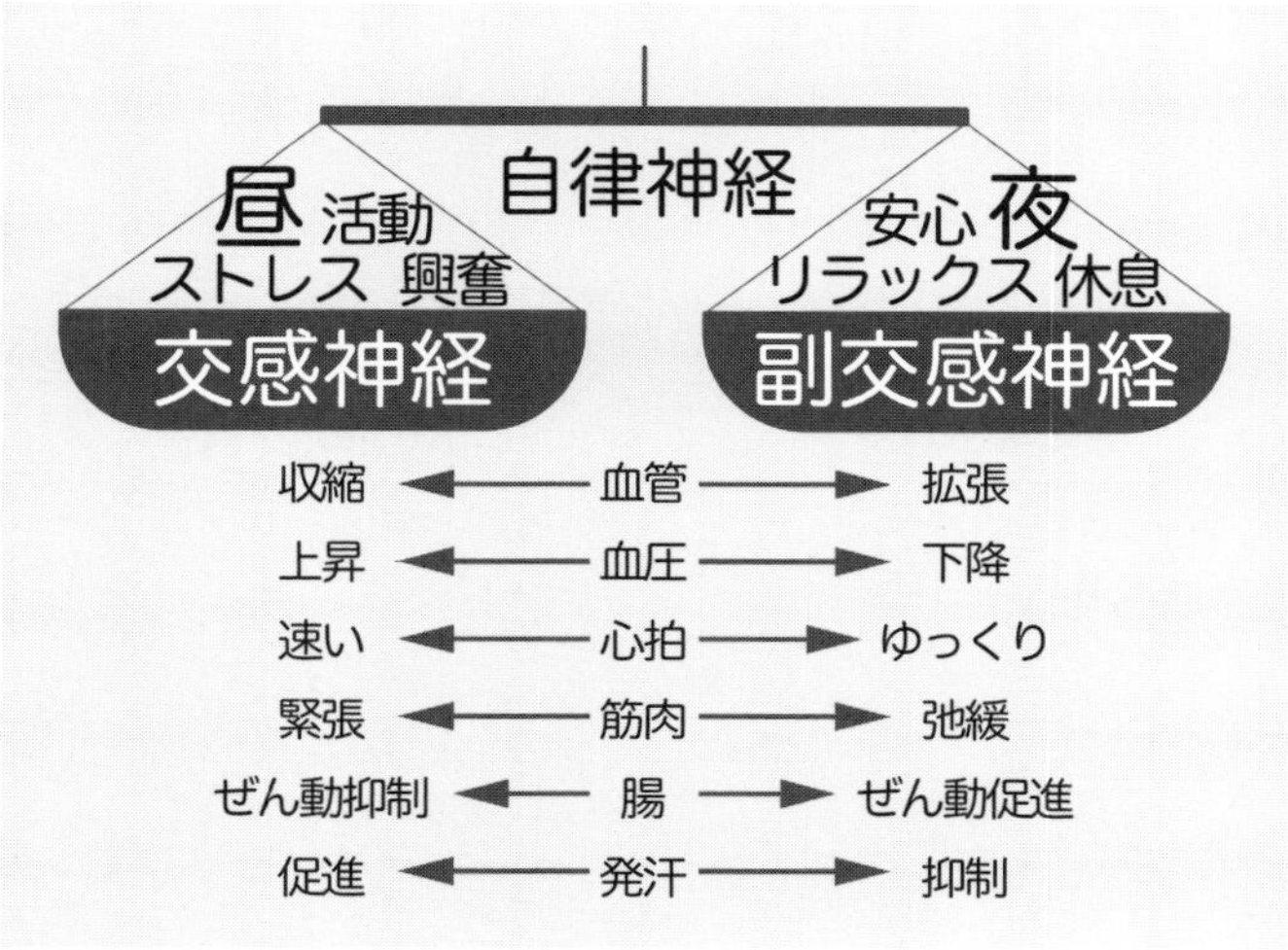

図 4-1　交感神経と副交感神経

しいという場合もあるかとは思いますが、まずは**できるだけ同じ時間に起きるよう心掛けてください。**

さらに最近は、スマホが普及しました。スマホの画面から出るブルーライトは脳を興奮させ、睡眠リズムを乱します。メラトニンの分泌も妨げます。寝る前のスマホはやめましょう。見ているほうがかえって落ち着くという方、スマホ依存傾向にある方も増えているといいますが、ぐっすり眠るためには、部屋の電気を暗くして、スマホはそばに置かないことです。

3　交感神経優位が引き起こす、ため込む仕組み

　自律神経が失調しやすい現代ですが、その理由は、多くの人が、休む間もなく働きすぎたり、ゆっくり休めなかったり、周りに気を遣いすぎたり、心配したり……常に心が緊張状態にあることです。あなたも思い当たる節がありませんか？

　まず血液の話から始めます。交感神経優位になると、闘争・逃走に備えて優先的に筋肉に血が供給されます。そのため、体の他の部分に回る血液は抑制されます。また、自律神経は戦闘モードにありますから、戦闘中に切られたり、怪我をしたりしても、多くの血液が流れ出ないようにするため、いわゆるドロドロの血になってしまうのです。これもまたすばらしい人体の仕組みです。

　ところが、あまりにも長時間、ドロドロ血の状態だと、血液中の脂質や糖質が血管の壁にくっ付き、動脈硬化を引き起こします。最近では、血管の慢性炎症が原因とも言われていますが、いずれにしても交感神経優位の生活がきっかけとなって血管は傷んでい

きます。

細胞に傷を付ける活性酸素も増えていき、放っておけば「血栓《けっせん》」という、血液が詰まった状態になっていきます。血液は、血管に乗って体中に運ばれています。細胞の先の先まで、毛細血管によって運ばれます。血液は主に酸素を運びますが、その他にもいろいろな栄養を運び、細胞を元気に保ってくれています。それなのに血栓ができて血液が詰まってしまうと、詰まった先に血液が行かなくなり、酸素や栄養が行き渡りません。すると臓器は腐ります。それが脳で起これば脳梗塞、心臓で起これば心筋梗塞になってしまいます。

それだけではありません。たとえドロドロ血でも、体は血を体中に行き渡らせようとするため、高い圧力をかけようとしますから、心拍数が上がり、血圧も上がります。ドロドロ血のままだと、末端の血流が悪くなるので、冷え性にもなります。これを放っておくと、基礎体温が下がります。基礎体温が下がると基礎代謝(P54参照)が落ちて、太りやすくなります。基礎体温が1℃下がると、基礎代謝が12%下がり、余分なエネルギーが増えてしまうからです。そうなんです。交感神経優位だと脂肪をため込みやすくなるのです。

次に、脂肪の話をします。まず交感神経優位になると、筋肉に血やエネルギーを供給するため、心拍や呼吸が速くなり、血圧や血糖値が上昇し、脂肪の燃焼が促進されます。一方で、交感神経優位な生活が続くと、戦っていてなかなか食べられないときでもたくさんのエネルギーを使えるように、体は、**より多くのエネルギーを脂肪に変えて蓄え始めてしまいます。そこに追い討ちをかけるように基礎代謝が落ちて、余分なエネルギーが増えることで、より一層脂肪をため込む**わけです。

さらに、交感神経優位な状態が続いて血流が悪くなると、酸素が不足します。血液の中の赤血球が酸素と結合して体中に酸素を送っているのですから、血流が悪くなれば酸素も足りなくなります。

脂肪を分解する「脂肪燃焼」には、たくさんの酸素が必要なので、**酸素が不足した状態では、脂肪は燃焼しにくくなります。燃焼しきれなかったエネルギーは、脂質という形で肝臓に蓄えられます**ので、お察しの通り、肝臓は真っ白になります。汚れた内臓のでき上がりです。

まだあります。胃腸の動きも自律神経がコントロールしているのですが、**交感神経優**

位な状態では、消化が悪くなります。腸の動きが鈍くなり、排泄機能も落ちるので、便秘がちになります。血流が悪くなるので吸収もうまくいきません。そう、ここでもまた余分なものをため込むのです。腸管にため込むのは、肝臓にため込むのとはまた別の話になりますが、やはり余分なものをため込むことで病気になりやすくなるという面では、同じです。

chapter7で詳しくお話ししますが、腸は、免疫機能から心の状態まで、さまざまなことに関係しています。そんな腸に、余分なものをため込むなんて、体によいはずありません。

ちなみに超音波検査では、このようなお腹はガスだらけで見えづらく、何か病変があっても見落としがちになってしまいます。そういった意味でも、ため込まないに越したことはありません。

ただし、交感神経優位は悪いことばかりではありません。運動などによって、短期的に交感神経をしっかり働かせることは大切です。「この人は今、活動エネルギーが必要だ」という刺激を脳が察知すると、ノルアドレナリンなどの交感神経を刺激するホルモンが分泌され、脂肪分解酵素（リパーゼ）を活性化したり、アドレナリンの刺激で中性脂肪の分解が進みます。つまり、ため込んだ脂肪を減らすように働くのです。

ここでご説明したのは、**長期的に交感神経優位な状態が続いてしまうと、体に悪影響を及ぼすことがあるということ**です。たまに忙しいのはいいけれど、ずっと忙しすぎる生活を続けることは病気をつくりかねません。やはり、メリハリのある、自律神経のバランスのとれた生活が、健康には不可欠です。

4 自分のつらさを認めること

　何を隠そうこの私も、十年ほど前、体調不良に悩んでいた時期がありました。当時は、交感神経優位を絵に描いたような性格で、常に人に気を遣い、喋《しゃべ》って場を盛り上げ、いつも笑顔を心がけ、補佐役にまわり……ひとりになると疲れ果てて、わけのわからない涙を流すこともありました。

　ある日、上も下もわからないぐらいのすさまじいめまいに襲われ、そのまま入院。好運にも入院した病院がめまいに詳しい病院で、「良性発作性頭位めまい症《りょうせいほっさせいとうい》」と診断され、的確な治療のおかげで、あっという間によくなりました。ところが、なんとなくフワフワしたり、手足が急に冷えて動悸《どうき》がしたり吐き気がしたり、お腹が痛くなったり。どうにもこうにも説明しがたい症状がなかなか消えず、一週間ほど入院しました。

　その日、回診にいらしたのはいつもの先生ではなく、別の先生でした。とても話しやすい先生で、安心していろいろ話しました。

「どうですか、めまいの調子は？」

「めまいはないのですが、なんとなく調子が悪いんですよね」

「ふだんよく眠れてますか？」

「はい。自分ではよく寝ているつもりです」

「途中で目が覚めたりしませんか？」

「少しの物音で起きちゃいますから、二～三回は起きます」

「はい、それ睡眠障害でーす」

「え？　こんなもんだと思ってましたけど、睡眠障害なんですか？」

「高渕さん、小さいとき、ゆっくり眠れる環境でしたか？」

「え？　小さいときですか？　いえ、ゆっくり寝るという感じではなかったです。家が、なんというか、安心できない感じで……」

「高渕さんがゆっくり眠れないのは、高渕さんのせいじゃないですよ。子どものころから気持ちが安らぐ、という経験が少なかったのかな。だから大人になった今でも安らぐ感覚が今ひとつよくわからないんでしょう。いつも気を張ってたんだよね。よくがんばりました」

突然、予想外のところから、過去の自分を全力で肯定されて、びっくりして涙が止まりませんでした。と同時に、このつらい症状の原因が、安らぐ感覚がわからないことにあった、ということに驚きました。

「高渕さん、なんとなく調子が悪いのは、自律神経が失調しているからだと思います。ぐっすり眠るためには、精神疲れと肉体疲れのバランスをとることです。高渕さんの場合、精神疲れはなかなか減らせないと思うので、とりあえず肉体疲れを増やすしかないでしょう。歩くのがいいです。とりあえず2km、最終的には4kmを目標に毎日歩いてみてください」

この経験は私の人生観を変えました。自分を病気にしていたのは、自分自身だったのです。**ぐっすり眠る。ちゃんと休む。**これだけのことが、できていなかったのです。寝ているときでさえ交感神経優位のまま。だから体が悲鳴を上げたのです。これからは、もっと心の声を聞いて、自分を大事にしよう、そう思いました。

退院後、私はさっそく歩き始めました。最初は2km歩くのもキツかった私が、少しずつ距離を伸ばし、体がちょこっとだけ疲れるように毎日4km、小一時間歩くのが習慣になりました。そして本当に、信じられないぐらいよく眠れるようになりました。朝まで一回も起きなかったときは、達成感すら感じました。うれしかったなぁー。

そして、先生のおっしゃった通り、自律神経のバランスが整ってきたのか、へんな症状もだんだんなくなっていきました。

こうして、自律神経のバランスの重要性に気付いた私は、探求し始めました。心が体に対してこんなにも大きな影響を与えていることを身をもって理解し、西洋医学の知識だけでは充分でないと感じた私は、東洋医学や心理学、脳科学を学びました。交感神経優位になってしまう理由、リラックスできない理由、自律神経が失調する理由など、徹底的に学んだのです。

すべてのきっかけは、自分のつらさを自覚したことだったように思います。患者さんの中には、あまりに忙しく、ご自身のつらさに気付いていない方もいらっしゃいます。中にはつらいのを当たり前と思っていらっしゃる方も。**つらいのは、決して当たり前ではなく、解消できることだと認識することが大切です。**私自身、「そうか、私はつらかったんだ、もっと休んでもいいんだ」と思えるようになって初めて、体調もよくなり始めました。

心を知ることは、体を知ること

自分の心を大事にすることは、自分の体を大事にすること

もしあなたが今不調を抱えているなら、きっと何かしらつらさを感じているはずです。まずはあなたの心に目を向けてみてください。

5 みんなの幸せのためにがんばるあなたへ

さまざまな「ため込む」仕組みと、心と体の関連を見てきました。交感神経優位の状態が続くと、何かしら、心と体に負担がかかることをご理解いただけましたでしょうか。

「どうしてもウマの合わない同僚。でもがまんして**うまく付き合わなきゃ**」
「仕事も家事も全部やってヘトヘト。でも、**家族のために**私ががんばらないと」
「親の介護で毎日くたくた。でも**私しかいないから**」

検査室やカウンセリングルームでこのような話を、たくさんの方からお聞きしました。みんな、甘いものを食べたり、お酒を飲んだりしながら、なんとか自分を奮《ふる》い立たせていらっしゃる。あなたのがんばりのおかげで、周りはみんなが幸せ。

でも、あなた自身はどうですか？
幸せだと感じていらっしゃいますか？

もし、自分だけ負担が大きいとか、自分は犠牲者だとか感じていらっしゃるなら、どうか**一度立ち止まって、あなたがもっと幸せになる方法を考えていただきたいのです。**

完璧主義のあなた、**手抜き**をしてみてはいかがでしょう？
休むと罪悪感を感じるあなた、世の中のほとんどの人は**もっと休んで**います
未来や過去を考えがちなあなた、**今この瞬間だけを楽しむ**わけにはいきませんか？

私は、あなた自身に、幸せでいてほしいのです。私は幸せになってもいいのだ、と、心の底から認めてください。誰かに遠慮していますか？　誰かに遠慮しているつもりが、ひょっとすると、自分に遠慮しているのかもしれません。誰にも遠慮はいりません。

あなたはもっと大事にされていい

こう言うと、誰も大事にしてくれる人がいない、と思われるかもしれませんが、ここは一つ、**あなた自身が、あなたを大事にしてあげてください。**他から与えられる幸せは、それが途絶えたとき、不幸になってしまいます。他に期待しないで、自分自身の中に、幸せを探してみてください。そのためには、自分自身をもっともっと大事にしてください。

がんばってきたあなたへ、私からのエールがどうか届きますように。

カウンセリングルームから

「ちょこっとずつ戦法」実践篇①

患者さんの中には、数々のダイエットを試しても成功せず、逆に落ち込んでしまう方も多くいらっしゃいます。そんな方は検査数値もよくありません。

ところが、初回は、基準値を大幅に超えていたのに、半年間でダイエットに成功し、超音波検査でも、すっかりきれいな肝臓になったというケースがこれまでにいくつかありました。

秘訣は、「ちょこっとずつ戦法」（P54参照）です。十年で10キロ減量するという目標を立てて、

・毎日一口だけごはんを残す
・近所をちょこっとだけ散歩する
・今日できなくても昨日できたことを思い出して自分を褒める

ただ、これだけ。

このようなアドバイスで、回復していく患者さんは何人もいらっしゃいます。まさに、感情の問題が大きいのです。

chapter

5

感情習慣と体の関係

1 変化本能チェック

- □ コツコツやるのは苦手
- □ やらなきゃいけないことを後回しにしがち
- □ ダイエットは、計画こそ大事だと思う
- □ 趣味を始めるならまず完璧に道具をそろえたい
- □ 自分は悪くないのについ謝ってしまうことがある
- □ 夜更かししがち

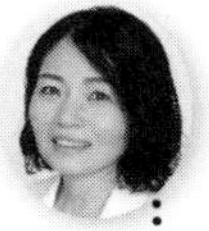

チェックリストの解説

決心しても続けられない方、たくさんいらっしゃいます。このチェックリストは、どなたでも一つはチェックが付くのではないでしょうか。

でも、続けられないのには、きちんと理由があるのです。人間は本能的に変化を恐れる生き物だからです。

それ以外にも、知っておいて損はない、心と体の仕組みをご紹介していきます。自律神経のことなども復習しながら、あなたの感情習慣がどう成り立っているのかを見ていきましょう。

2 心が幸せなら体も幸せ

超音波検査で見つかる汚れた内臓は、医師から脂肪肝と診断される可能性が高く、その原因は、単なる食べすぎではなく、交感神経優位な状態が長期間続くことかもしれないこと。そして脂肪肝だと、心筋梗塞、脳梗塞などの怖い病気につながる可能性があること、おわかりいただけたかと思います。

心と体は密接です。心が健康なら、食べすぎることなく自然な食欲になったり、血流がよくなったりしますから、体はちゃんと健康でいられます。

医学的な論理から少し離れますが、あなたの体は、「心」の入った器と考えてみてください。「いつも不幸だし、嫌なことばっかりある」と、人生に不足を感じていると、つらさや不満がつのります。また、自己肯定感が低いと、自分で自分を満たすのが難しいため、不足を感じやすくなります。

さらに、自己肯定感が低いということは、ありのままの自分には価値がないと感じているので、常に周りに気を遣ってしまい、緊張状態が続きます。要するに、人生に不足を感じていると、交感神経優位の状態になりやすいのです。

交感神経優位が続くということは、内臓が汚れることや血流の問題だけでなく、免疫力のバランスも崩します。ｃｈａｐｔｅｒ７で詳しく解説しますが、免疫力のバランスを崩すことは、がんを生むことにもつながっていきます。つまり、交感神経優位でい続けることは、一言で言えば「死に向かっている」ということになるのです。

なぜこのようなことが起きるのか、私は次のように考えました。心が体（器）を離そうとしているからではないか。心がつらい状態から早く楽になりたくて、体は、心の願いを叶えて、死に向かっていくのではないか。極端な言い方をすれば、**心が健康を決めているの**と。ですから、考え方や視点を変えて、「不足」より「満足」を見ることができるようになれば、心は満たされて、体（器）を健康に促すのではないか。実際、幸せで満たされているときは、心からリラックスできて、副交感神経優位になりますから、血流もよくなるので、すみずみまで酸素が行き渡り、健康になっていきます。

そう考えると、自分の体に起きていることは、常に心に起きていることとつながっていて、体の調子が悪いときは心の調子も悪く、心の調子が悪いときは体の調子も悪くなる。体の不調は、心の奥底にある、自分でも気付いていないような感情を知るためのサインかもしれません。

体はいつも、あなたの味方ですから、あなたを苦しめようと思って病気になるわけではなく、**より健康的に生きるため、心の状態に気付かせようとしているのではないか。むしろ、あなたを救いたくて仕方ないからこそ、いろんな症状を出してサインを送っているのではないか……。**

そう考えると、自分の体の健気《けなげ》さに、愛おしささえ感じますよね。ですから、自分の大切な体を、あなた自身が守ってあげてください。

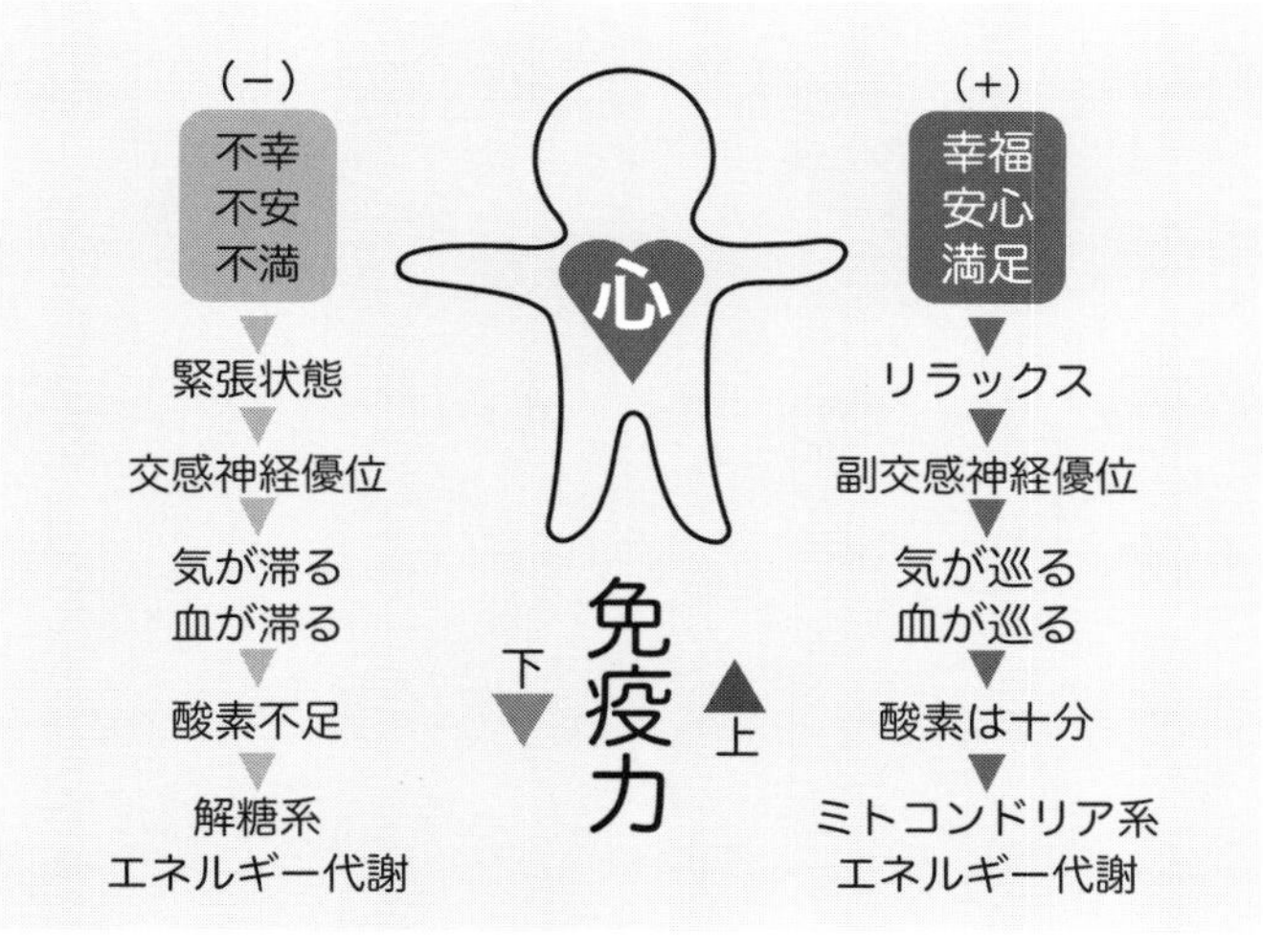

図 5-1　心と体の関係性

3 変化が怖いのは当たり前

よくカウンセリングを担当した患者さんから、
「一発で人生が楽になる魔法みたいなものはないのですか？」
と聞かれます。残念ながら、ありません。

私が仕事をする外来の一つに、肥満外来があります。肥満外来では、どうしても痩せられない方に対して、栄養指導や投薬など、さまざまな提案や治療を行っています。続ければ確実に結果は出るのですが、途中でやめてしまう患者さんも多くいらっしゃいます。その理由は「**変化が怖いという本能**」が関係していると私は考えています。

変化が怖い……。ここにも、**長生きするための本能**が隠れています。まだろくに食べ物も薬もなかった時代、いつも食べている見慣れた木の実と、食べたことのない珍しい木の実が落ちてきたら、人間は迷わず見慣れた木の実を選んで食べました。当時は**「いつも通り」が安全のための基本行動**でした。見慣れない木の実にもし毒が混じっていたら死んじゃうことだって起こりうるのですから、「変化＝危険」なわけです。そういう意味で、肥満外来にいらっしゃる患者さんは、**潜在意識では痩せた自分になることを、拒否しているのです。**

人は無意識に、昨日と同じ状態を維持しようとします。よほど困らない限り「いつも通り」を最優先します。ですから、なんだかんだ理由を付けては、変化を拒みます。例えば、「仕事を辞めたい」と思っても、なかなか行動できなかったり、「わかっちゃいるけどやめられない」もののすべては、この防御本能によるものなのです。

変わるのが大変な理由はもう一つあります。短期的欲求を先に叶えたい、というものです。短期的欲求とは、本能に近い欲求です。「食べたい」「寝たい」などがそれに当たります。長期的欲求とは、理性の欲求です。「健康で長生きしたい」などはこれに当たります。

例えば長期的欲求が「痩せて健康な体になる」であるときも、「食べたい」という相反する目の前の欲求=短期的欲求が起こった場合、「食べたい」を先に叶えようとする、ということです。その結果、「痩せたいのに食べたい」ということが起こります。そして食べます。そこへ、あちゃー、ダメ押しのように幸せホルモンがー。

現状を変えるのが相当難しいこと、わかっていただけましたでしょうか。というわけで、変わるのには、相当やる気が要ります。なんだかやる気を削《そ》いでるようで申し訳ありません。いや、やる気を削いでいるのではなくて、**最初からやる気が出なかったり、続かないのは当たり前だ、**という話をしたかったのです。だからめげないでね、というお話です。

次の項では、あなたが変化するために役立つワーク、ステップ1からステップ3を紹介します。でもね、全部やらなくてもいいんです。あなたは、やらない自分からやる自分に変化するわけですから、抵抗があるのは当たり前。抵抗が出たら、あ！　抵抗が出ているなーと、自分を眺めてください。

4　自分の感情習慣について知る

●ステップ1　観念と無意識を知る

あのときこうすればよかったという後悔、誰かに否定された、誰かに誤解されたという不満……このようなつらい感情は全部、どこへ行くのでしょうか。私は、これらの感情は、消えてなくなるわけではなく、ワインの澱《おり》のように心の奥底に沈んでいくと考えています。

しかしながら、嫌なことをすぐに忘れて、はい次！　みたいな人もいれば、いつまでも嫌な思いにさいなまれて前に進めない人もいます。同じ体験をしても、感じ方、受け止め方が人それぞれ違うのはなぜなのか？　私はこの心の動きを「感情習慣」と呼んでいます。そして、**この感情習慣をつくっているものは、「観念」と「無意識」だと考えています。**

では観念とは何でしょう？　**観念とは、自分の無意識下にある、「こうあるべき」という価値観のことです。**これは、当然、生まれたときからあるわけではなく、育った環境によってでき上がります。人により千差万別、人それぞれです。観念の形成に最も影響を及ぼすのは、〇歳から三歳までの環境だといわれています。例えば、厳しく躾《しつ》けられた場合、がまんするのが当たり前になっていきますし、心配性の親に過保護に育てられた場合、新しい環境に飛び込むのが億劫《おっくう》になり、何か行動すること自体が苦手になります。こう書くと、親のせいにしたくもなるのですが、それでは、いつまで経っても過去にとらわれた人生になってしまいます。親も神様ではなく、不完全な人間です。不完全な人間が不完全な人間を育てる以上、完璧な子育てなど、あり得ません。

ここで私がお伝えしたいのは、**観念が、感情に影響しているということです。**ですから、まずは、自分はどんな観念を持っているのか、知る必要があるでしょう。

次に無意識とは何か、見ていきましょう。**無意識とは、「意識することのできない意識」のことを指し、「潜在意識」とも呼ばれます。**過去の記憶の膨大な貯蔵庫のようなもので、失敗も成功も、そのときの感情も、すべてここに蓄えられています。ここに、観念の源があります。それに対し、「意識することのできる意識」を「顕在意識」と言います。潜在意識と顕在意識は、よく、氷山にたとえられますが、海の上にちょっとだけ出ているのが顕在意識、海の中に隠れている氷山のほとんどが潜在意識です。「人間の行動の95％を支配しているのは潜在意識だ」ともいわれています。つまり、**人間の行動の95％は無意識に支配されているということです。**

例えば、いつも叱られてばかりだったり、両親が不仲でつらい思いをしてきた方は、いつも自分が悪いのだという潜在意識があり、相手が悪いときでさえ、つい「すみません」と謝ってしまいます。もちろん無意識にです。無意識に自分を悪者にし続けてしまうのです。これでは、心のバランスが崩れて当然です。変えるには、潜在意識＝無意識を変えることが必要です。

前述の通り、自律神経は、自分の意思とは関係なく体を調節しています。そうなんです。自律神経は無意識に動くものなので、自分の意志では調節できないのです。でも、無意識が変わっていけば、心の緊張がとけ、交感神経優位のアンバランスな状態が、自然に改善されていきます。

ステップ1は、あなたの感情習慣が、観念と無意識からできていることを知っていただければ、完了です。

●ステップ2　あなたの感情の動きを見える化する

あなたがとっさにとる行動は、感情の動きによって決まります。あなたの感情の動きには、無意識と観念が隠れています。まずはここを探ってみましょう。このステップは紙に書き出しながら行ってみてください。

生活しているとさまざまな出来事を経験します。まずはあなたがその出来事に対してどんな行動をしているのかを書き留めてください。たくさん書き留めたほうが感情の動きがわかりますので、ちょっと大変かもしれませんが、片っ端から書き留めてみてください。

・レジで小銭を出すのに手間取り、早くしなきゃと焦《あせ》ってお会計した。
・電車の遅延《ちえん》でハラハラした。もっと早く起きればよかったと後悔した。

たくさん書いてください。そして書いたものを眺めてみてください。

ステップ2は、自分の感情が無意識に動いていることがわかれば完了です。

ります。

●ステップ3　無意識と観念を見える化する

①　無意識を見える化する

ステップ2で書いた行動の理由を考察しましょう。先ほどの例の場合、次のようになります。

・焦ってお会計したのは、待たせたら周りに申し訳ないから
・電車でハラハラしたのは遅刻したら仕事仲間に申し訳ないから

↓

私、ずっと申し訳ないと思ってるんだな。なんで申し訳ないと思うんだろう？
お会計はさっさと済ませるべき、という思考があるんだな。
遅刻するべきではない、という思考もあるんだな。
要するに、待たせるべきではない、という思考があるんだ！

このように、行動の理由を考察すると、思考の癖が見えてきます。どんどん思考の癖を見つけてみましょう。**思考の癖を知ることは無意識を見える化すること**です。

もう一つ例を挙げましょう。「夫の機嫌が悪い」という状況が起きたとします。

Aさん「私、何かしたかしら？」と、ちょっと怯《おび》えている様子

Bさん「何あの態度？　こんなんされたらこっちが腹立つわー！」と、ご立腹《りっぷく》な様子

状況が同じでも、感じ方がずいぶん違いますよね。

Aさんは、**自分を責める思考**があり、自己肯定感が低いことがうかがえます。先ほどの例の、**すぐに申し訳ないと思ってしまう癖**と共通しています。

一方、Bさんは、**「人といるときは、周りに嫌な思いをさせないようにするべきだ」という思考**があり、**自分の型にあてはめて人を判断する癖**があります。

しかし、「夫の機嫌が悪い」という状況は、夫が解決すればよいのであって、AさんにもBさんにも関係ありません。AさんもBさんも、無意識によって周りに振り回されているのです。

このように探っていけば、自分の無意識を見える化することができます。無意識が見

える化できれば、他人に振り回されることも減ってくるはずです。

② 観念を見える化する

今度は「その行動は、どんな観念から来ているのか」を考察していきます。引き続き先ほどの例を出します。

・焦ってお会計したのは、待たせたら周りに申し訳ないから
・電車でハラハラしたのは遅刻したら仕事仲間に申し訳ないから

←

私、ずっと申し訳ないと思ってるんだな。なんで申し訳ないと思うんだろう？
お会計はさっさと済ませるべき、という思考があるんだな。
遅刻するべきではない、という思考もあるんだな。
要するに、待たせるべきではない、という思考があるんだ！

「待たせる＝悪」という観念があるんだ！

こんなふうに、行動にどんな観念が隠れているかを考察してみましょう。

もう一つわかりやすい例を挙げます。共働きの夫婦の奥様。一日働いてヘトヘト。それでも、ちょっと簡単ではあったけど、ちゃんと夕ご飯をつくりました。そこへ帰ってきた夫は、食卓につくなり言いました。

「今日は手抜きだねー」

はい。この状況に対して、

Aさん「ヘトヘトなのに私はつくったのよ！　なのに何よそれ！」

Bさん「へへへ。そうなんだよねー。でも手抜きの割に、イケてるでしょ？」

この違いは、とらえる側の観念によって生まれています。

Aさんには「手抜き＝悪」という観念があります。だから、手抜きをした、と言われると悪口を言われたと感じるわけです。

一方、**Bさんには「手抜き＝善、もしくはさほど悪ではない」という観念**があります。だから、手抜きと言われても、嫌な気がしない、なんならお手柄、ぐらいに感じるのです。このように、**腹が立つかどうかは、こちら側の観念によるもの**なのです。

つまり、相手側が褒めていても、こちら側に善の観念がなければ、褒められたとは受けとれず、逆に、相手側は苦しめてやれとばかりに悪意を持って言ったとしても、こちら側に悪の観念がなければ、腹が立たないわけです。

感情が動いたときが、自分の観念に気付くチャンスです。観念に気付けば、どう変えていけば不快にならずに済むか、対策できます。

このワークをしばらくやっていくと、自分が特に腹が立つポイントや、落ち込むポイントがわかってきます。そして、やっているうちにだんだんと、腹の立つことも、落ち込むことも減ってきます。自分の感情に飲まれることが少なくなり、怒りやイライラ、つらさなど、負の感情を短時間で終わらせることができるようになってきます。

要するに、交感神経優位の時間が減り、心の滞りがなくなっていくのです。

ここまで読んで、「全部自分のせいだっていうの？」と不快に感じた方もいらっしゃるかと思いますが、決して「あなたが悪い」というような主旨はありません。**「自分が**

原因なら、自分で解決できる」とお伝えしたいのです。

ここからは余談ですが、私は青春ド真ん中の大学時代、哲学者よろしく、さまざまなことを考えては悩んだり、落ち込んだりをくり返していました。仲が良かった心理学科の先輩に、

「自分を変えたいけど、そもそも変えられないものなんですかね……」

というような質問をしました。すると、

「自分の行動の源は無意識だからね。なかなか難しいけど、変えられるよ。無意識の領域に、意識的に物を投げ込む感じ」

と答えてくれました。そのときは、正直、

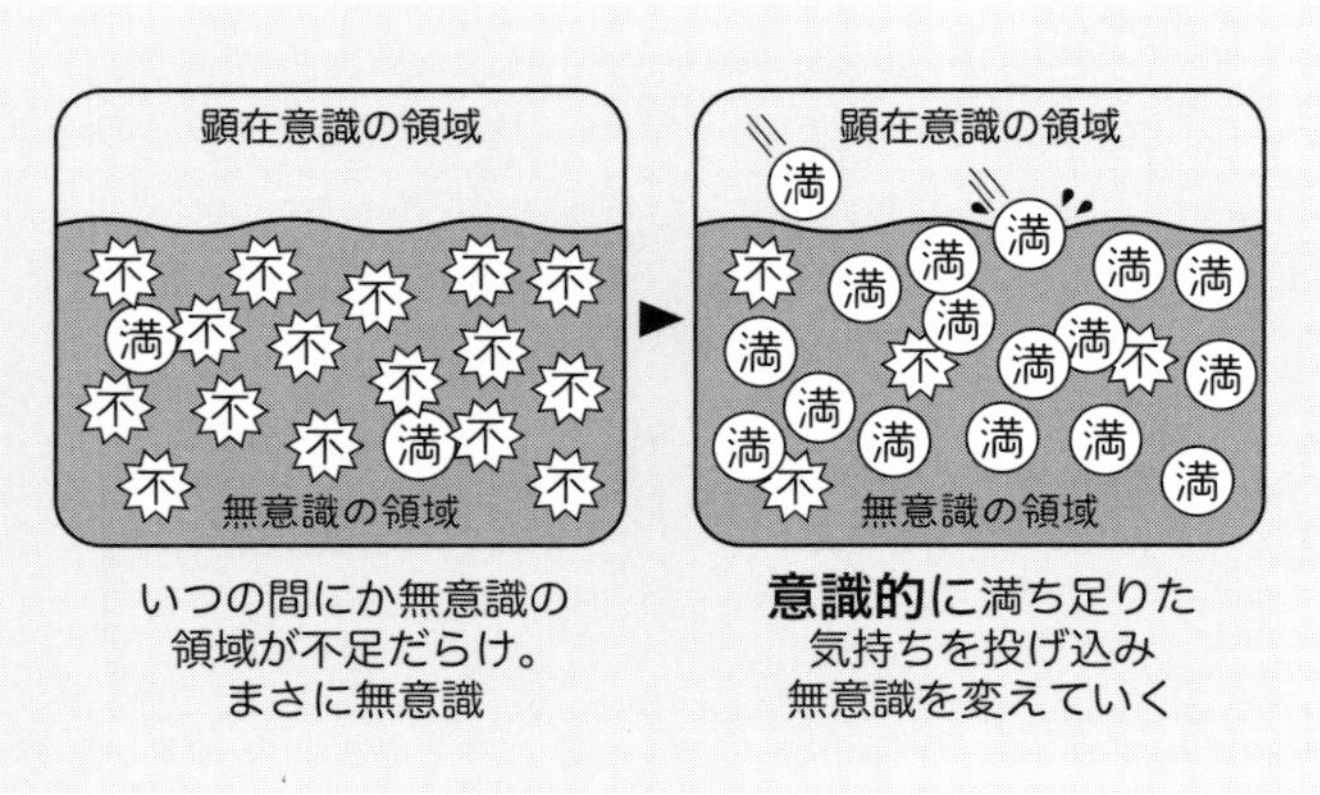
顕在意識の領域
無意識の領域
不
満
いつの間にか無意識の
領域が不足だらけ。
まさに無意識
顕在意識の領域
無意識の領域
意識的に満ち足りた
気持ちを投げ込み
無意識を変えていく

図 5-2　満足に生きるための意識改革

理解できませんでしたが、今思えばイメージとしてとてもわかりやすいなと感じます。とてつもなく広い無意識の領域。私たちは、長年その領域に、それこそ無意識に支配されてきたわけです。そこに、物を投げ込むのです。

今、あなたの無意識の領域が「不満」だらけだったとしても、そこに「満足」を意識的に投げ込めば、無意識の領域はいずれ、「満足」に変化していきます。どんどん投げ込んで、ちょこっとずつ変えていきましょう。

本当の意味で感情習慣を変えてていく方法は、この無意識の領域を変えていくことにつきます。その方法については、chapter6で詳しく解説します。

5 交感神経優位になる感情の正体

さて、あなたの無意識と観念は、かなり見える化しました。次のステップはそれを変えていくことですが、その前に、次のステップに密接に関わってくる交感神経優位になる感情について知っていただけたらと思います。

交感神経優位になるネガティブな感情は、怒り・不安・不満の三つです。その感情の正体について、解説します。

●怒りの正体

仏教では、「怒り」は「三毒《さんどく》」の一つで、心と体に悪い影響を与える、との教えがあるそうです。心と体がつながっていることは、仏教では当たり前のことなのですね。

イライラや怒りの正体はズバリ、**相手の出方や状況が、自分の期待通りにならないこと**です。こうするべきという「べき思考」が隠れています。でも、この「期待」も、実際にとる行動も、百人いれば百通りあるのは当然です。相手が自分の期待通りに動くなんてことは奇跡のようなものなのです。

●不安の正体

不安とは、「今、ではなく、将来、もしくは過去に思いを馳《は》せている」ということです。こんなことが過去にあったけど、将来の自分は大丈夫かな、と考えている状態です。そもそも、過去も未来も、頭の中にしかありません。実際に存在するのは、あなたが今読んでいるこの本と、座っている椅子ぐらい。それ以外は、何も実在していないのです。

私は、いかにも実在するかのような、実在しない「不安」が、いかに脆《もろ》く頼りないかを知っていただきたいのです。不安の正体は、**失敗したり、不幸な目にあったりするのを回避したいという心の欲求です。自分を守るための機能なのです。**

●不満の正体

人間は、足りないものを見つけるのがとても得意です。人と比べるのも大得意です。あの人が持っているものを自分は持っていない、とか、自分よりも周りが楽しているように見える、とか……。しかしながら、この足りないものを補おうとする、人間の本能のおかげで、飛行機も洗濯機も生まれました。もっともっとと、常に足りないと思っているのが人間なのです。

この、**足りないと感じる心**、これが「不満」です。

次の章では、この三つの感情を含めた具体的な感情習慣の変え方を解説していきます。

chapter 6

感情習慣の変え方

1 心の健康チェック

- □ 忙しすぎて自分の時間がない
- □ いつもあれこれ心配したり、考え込んだりする
- □ 洗い物を残して眠れない
- □ 物がなかなか捨てられない
- □ 日ごろから周りに迷惑をかけたくないと思っている
- □ 猫背だ

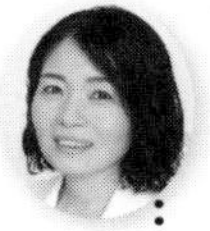

チェックリストの解説

チェックが二つ以上付いた方は、立派な感情習慣病予備軍です。

いつも気を遣っていませんか？

気を遣いすぎて疲れていませんか？

疲れて気持ちが沈んでいませんか？

そんな方の内臓は汚れていることが多いのです。

でも、考え方や暮らし方をほんのちょこっと変えるだけで、その汚れた内臓、きっときれいになります！

この章では、すぐに実践できるアイデアをいろいろご紹介します。

2 怒り・不安・不満の感情習慣を手放す

現代人は交感神経優位になりがちですが、交感神経優位になるネガティブな感情の代表は、怒り・不安・不満です。これらの感情を手放せれば、リラックスできる時間も増えます。ここでは、怒り・不安・不満の感情を手放すためのワークをご紹介します。

●怒りを手放すためのワーク

①「みんな違って当たり前」と心の中で唱える

怒りの正体は、状況や相手が、自分の期待通りにならないことです。でも、潜在意識は人それぞれ。みんな違って当たり前なんです。自分の期待通りに相手が動くわけがないんです。イライラしたり、怒りがわいてきたら**「みんな違って当たり前」と心の中で言ってみてください。**イライラがおさまるはずです。

それでもイライラしたときは、こう考えてください。自分もみんなと違うので、誰かをイライラさせているかもしれない、そして誰かに許されているんですよね。**許しても**

らってるから、許そうかな、という優しい気持ちになれば、イライラも遠のくでしょう。

② イライラの実況中継をする

「お、○○さん、またイライラしてまいりました。これはどうやら、相手のマナーの悪さに相当カチンときている模様です」

「○○さん、忙しすぎてイライラがつのっております。なぜこんなに忙しい○○さんを、みんなは手伝ってくれないのでしょう？　どうやら、このイライラの影には、周りはもっと手伝うべきだ、という観念があるようです」

というように、**イラッとしたら実況中継し、どんな観念が隠れているのか、探ってみましょう。客観視することで、イライラから一歩距離をおくことができます。**

●不安を手放すためのワーク

① 丁寧に生きてみる

心が「過去」か「未来」にあることで起こるのが「不安」です。ということは、**心を**

「今」に置けば解決できます。一つ一つを丁寧に扱うことは、「今、ここ」に集中することにつながります。

例えば、今使っているボールペン。書き心地に思いを集中してみると、「するすると滑るようにインクが伸びて実に書き心地がいい！　こんなすてきな書き心地に出合えたから、書くこと自体、好きになりそう。これを開発した方々に敬意しかない。本当にありがたい」

という具合に感謝の気持ちがわいてきます。**丁寧に生きてみると、どこにだって、感謝と、幸せが広がっていくことがわかります。**感謝は副交感神経を優位にする最強の感情です。

② 想定して開き直る

例えば、プレゼンがあるとします。失敗したらどうしよう。と不安なあなた。**失敗したら起こるであろうことを、想像して書き出してみましょう。**

うまく話せなくてみんなに笑われる

伝えたいことが伝わらず競合に負ける
尊敬する上司にがっかり顔をされる

次に、それが起きてしまったときの対処法を書きます。いろいろあるとは思います。書けるだけ書いてみてください。でもね。きっとつきつめていくと、最終的にはこんな感じになるのではないでしょうか。

失敗したからって、命までとられるわけじゃなし！

そう、私たちは戦国大名ではないのですから、失敗したところで、命まではとられません。そう考えると、ぐるぐる不安だった心が少しは楽になりませんか？

そもそも失敗を不安に思う必要はないんです。**失敗したとしても、何もしないよりは、はるかに有益なのです。失敗の経験が残るということは、進化しているということなのです。**進化していることが、一番大事なことなのです。

●不満を手放すためのワーク

① 不足を見るのをやめる

先日、ジョン・レノンのドキュメンタリー番組を見ました。誰もが知るビートルズのメンバー。お金も、地位も、名誉も、思い通りだったことでしょう。ところが、ジョン・レノン曰《いわ》く、自分の願いがすべて叶ってしまった後に、

「何をしていいかわからなくなった」

と言うのです。

あら？　と思いました。幸せになりたくて、私たちは毎日がんばっているのに、すべての望みが叶ったジョン・レノンが、幸せじゃなかっただなんて。

「映画や食事の外出、それが普通にできることがどれほど幸せなことか」

彼は、こんなことも語っていました。

これ、**私たちがふだんやっていることですよね。こんな些細《ささい》なことが幸せなんだ**と、天下のジョン・レノンに教えていただきました。

さて、そうは言ってもふだんの生活の中で不安を感じることはたくさんありますよね。

主人ったら片付けてくれるのはいいけど雑なのよね。

新人ちゃん、根はいい子なんだろうけどなかなか仕事覚えないのよね。

このお店、美味しいし雰囲気もいいけど飲み物のレパートリーが少ないのよね。


これでは心が不快で、交感神経優位になります。そこで、足りているところを探して、こんなふうに書き換えます。


主人ったら、片付け苦手なのに手伝ってくれたのね、**ありがとう。**

新人ちゃん、いい子が入って**よかったわ〜。**仕事はゆっくり覚えればいいのよ。

このお店、やっぱり美味しいわー。何より雰囲気が**いいのよね。**


という具合です。最初は無理矢理でも、**徐々に足りているところを探す自分がいつもの自分**になってきます。そうなれば、人生がより幸せに満ちたものになるでしょう。

②　感謝日記をつけてみる

まずは、気に入ったノートを一冊用意してください。**寝る前の十五分、その日、一日をふり返って感じた「いいこと」を五個ぐらい書いて「ありがとうございます」で締めてください。**ほんの些細《ささい》なことでいいです。例えば、

今日は風が気持ちよかった。**ありがとうございます。**
洗剤を変えたら汚れがよく落ちてうれしいです。**ありがとうございます。**
いつもよりちょっとだけ早く帰ってこられました。**ありがとうございます。**

こんな感じです。**いいことだけ**を書いてくださいね。くれぐれも、不快なことは書かないでください。

これを、一〇〇日間続けてみましょう。脳は一日1％しか変化しないので、「不足を見るのが当たり前の自分」が、「足るを見るのが当たり前の自分」になるのに一〇〇日かかるのです。

一〇〇日間続けると、脳が変化して、身近にこんなに幸せがあったんだなぁと、感じ

られるようになっていきます。だんだん感謝することが当たり前になってきて、無意識のうちに人生が楽しく感じられるようになったり、**何かつらいことがあったときも、感謝に目がいくようになっていきます。**

寝る前は、感謝や満足が無意識に届きやすい時間です。**安心や感謝の感情が無意識に届いていけば、今のつらさの源が消えていく可能性も充分にあります。**副交感神経が働きやすくなるので、安眠にもつながります。まさにいいことずくめの感謝日記なのです。

3 自己肯定感を高める

ゆっくり休むことにちょっと罪悪感がありますか？　そんなあなたは無意識で、「ありのままの自分には、価値がない」と思っているのかもしれません。逆に言えば、「何かしている自分なら、ちょっと価値がある」と思っているのかもしれません。だから休めないし、じっとしていられない。それで周りに気を遣いすぎたり、他人の気持ちを優先して、自分を後回しにしてしまう。**他人の気持ちももちろん大事ですが、あなたにとってはあなたの気持ちのほうがもっと大事なはずです。**

誰かから褒められると、幸せな気持ちになること、ありますよね。私も、お褒めの言葉は大好物です。元気が出ます。褒められたらうれしいのは当たり前のことです。誰でも、誰かに褒められたり、認めてもらったり、愛されたり、そういうことを望んでしまうものです。

でも、自己肯定感が低いと、人から褒められても、こちら側に受け止めきれるコップがなかったりします……。

いきなりごめんなさい。コップと言われても「?」ですよね。心に、愛を受け取るコップがあると思い浮かべてみてください。自己肯定感が低い場合、大抵、そのコップに穴が空いていたり、ヒビが入っていたりするのです。せっかく褒められても、くすぐったかったり、自信がなかったりで恐縮してしまう。そのくせ、コップに満たされたはずの愛は、コップの穴やヒビからこぼれ出てしまうので、また愛で満たすため、褒められたいと他者に求めてしまったりするのです。

でも、実はコップは、他者に満たしてもらえなくても、自分で満たせれば幸せなのです。**自分のために自分が気持ちいいと思えることを優先できれば幸せ**なのですが、コップに穴があると、どうしても他者に求めてしまい、褒められるため、認められるため、愛されるため……と、がんばりすぎたり、無理をしてしまう。でも、**無理はいつまでも続きません。いつか体が悲鳴を上げます。その結果病気になるのです。**

自己肯定感を高めるということは、コップを頑丈《がんじょう》にすることです。コップを頑丈にして、たまにくる愛を貯めておけるようにすることです。

ちょっと難しい話になりましたが、そのために誰でもできる、簡単なワークをご紹介しましょう。

① どれでもいいをやめる

あなたが生きづらいと感じているなら、その生きづらい世界を変えましょう。**もしあなたがいつもがまんしているなら、その「がまんする」という行動を選んでいるのは自分だと自覚してください。**その自覚を持つことが第一歩です。厳しいと感じるかもしれませんが、**生きづらいあなたの世界をつくっているのはあなた自身です。**だからこそあなただけが、あなたの世界を変えることができるのです。

次に状況を客観視してみましょう。すると、「いつも私ががまんするから、みんなはこういう態度なんだな」とわかってきます。相手の態度はこちらの態度で決まります。ちょうど、将棋をうつときに、こちらのうち方次第で相手のうち方が変わってくるのと同じようなイメージです。

そして、あなた自身の行動を変えてみましょう。簡単なところから、ちょこっとの変化から始めてください。例えばいただき物のケーキが何種類もあって、それをみんなで食べるとします。ケーキは大好物だし、普通に選びたいなと思っているのに、いつも残り物でいいからと、「選ばない」という行動を選んできたあなた。好きなケーキを**「私これがいい！」と、真っ先に選んでみてください。**ちょっとハードルが高いと感じるなら、ジャンケンを提案してみてください。ちょこっとずつの変化が大事です。

これを続けていくと、自分の土台がしっかりしてきて、自分軸が整ってきます。周りに流されたり、周りのためにがまんしていた自分から、自分主体の自分になっていきます。そうなると、相手の出方も変わっていき、生きやすい世界になっていくはずです。ちょこっとずつ、自分の気持ちを伝えるようにしていきましょう。

② 自分だけの時間をつくる

患者さんの中には自分の時間を持ったことで、汚れていた内臓が半年間ですっかりきれいな内臓になられた方もいらっしゃいました（P150参照）。

一日のほとんどを、自分を後回しにして周りのために生きているあなた、**30分でいいので、自分だけの時間をつくりましょう。**

湯船にゆっくり浸かるもよし、気ままにお散歩するもよし。お疲れ自分！　という気持ちで、マッサージもいいですね。自分をさすること（P62参照）自体、副交感神経を優位にして血流をよくする効果もあります。何より、自分を大事にできるようになってきます。

そうすると、自分の本当の気持ちもだんだんとわかってきます。がまんしている自覚さえなかったあなたも、ちょこっとずつ「自分を解放していいんだ」と思えるようになります。ちょこっとずつ**ありのままの自分に価値があると思えてくるでしょう。**

③ 否定語をやめてみる

ふだんから使う言葉はとても大切です。**できるだけ明るく前向きな言葉を使いましょう。**それは、脳が主語を認識できないからです。

例えば、花に向かって、「きれいだなー」と言ったとします。すると、自分では花に対して言ったつもりでも、脳は、主語が私なのか花なのか区別がつかないので、結果的にその言葉は自分にも向けられます。

日ごろから明るく前向きな言葉を使っていると、それが自分にも向けられ、無意識が変わります。前向きな言葉を聞き続ければ、少しずつですが、自分を認められるようになってきます。

いきなり行動を変えるのはハードルが高くても、言葉を変えるだけなら、簡単かと思います。**言葉が変われば行動が変わり、行動が変われば、人生が変わります。**後ろ向きだった自分が嘘のように、気持ちが晴れてくるでしょう。自信が出てくるので、ためらわずにやりたいことができるようになってきます。

明るい言葉は、あなただけでなく、周りも明るくしていきます。あなたやあなたの周りのみんなが笑って過ごせるようになれば、きっとそれはもう、幸せ、ということなのだと思います。

4 がんばりすぎをやめる

がんばることはすばらしいことです。やりたいことをやっていると、時間も忘れて没頭しちゃいますよね。それはいいんです。ただ、みんなのためにと、自分を犠牲にしてまでがんばることには反対です。ここまで、いろいろなワークを提案してきましたが、その理由は、**あなたにあなた自身を大事にしてほしいから。**

次は、「がんばりすぎ」をやめるために、やってみてほしいことをいくつか提案します。

① 人に頼んでみる

人間の脳は、他人との関わり合いや自分が何かしたことで相手が喜んだときに、幸福を感じるようにできています。ちょっと専門的に言えば、前頭前野眼窩内側部《ぜんとうぜんやがんかないそくぶ》が発火《はっか》します。なので、**一人で何でも背負い込んで、人に頼らない、なんて決め込んでいらっしゃる方、人の喜びを奪ってはなりません。**どんどん頼ってみてください。甘えてみてください。もっと周りを信頼してみましょう。

仕事で無理がかかっている場合、徐々に周りにできることを増やすべく、抱え込むのをやめましょう。自分じゃなくてもできることは、どんどん頼みましょう。

家庭のお悩み、特に介護などに関することは行政などに相談し、できるだけ自分のやることを減らしましょう。

どうしても頼めない方の中には、断られることが、拒絶や全否定と結び付いてしまっている方がいらっしゃいます。前述した通り、観念に違いがある以上、自分の解釈がすべてではないのです。断られる＝拒絶という観念は、こちらにあるというだけで、相手の心は相手にしかわかりません。

よくあるのが、旦那さんに頼めない、というもの。男性は、「察する」ということができません（男性のみなさん、すみません）。言ってくれればやるよ、ぐらいにしか思っていません。「脳りょう」と呼ばれる右脳と左脳をつなぐ部分が、男性より女性は太く、女性が右脳と左脳を切り替えながらコミュニケーションをとる一方で、男性はどちらかを集中的に使う傾向があります。ですから、こちらが大変そうだな、なんてことは、男性はまったく理解できないのです。悪気はなく、それはもう男性の脳の仕組みによるものなので、腹を立てても仕方のないことです。

今まであなたががまんしたり、一生懸命やってきたことで、周りのみんなが助けられました。だから今度は、あなたがみんなを頼りにして、無理してきた自分を解放しましょう。

まずは、**お風呂掃除だけ、トイレ掃除だけ、というように限定して頼む**とよいかもしれません。最初は納得のいく仕上がりじゃないかもしれませんが、あきらめてはいけません。回数をこなすうちにどんどん上手くなりますから。すると、先方にも達成感が生まれますので、ますますきれいにしてくれるかもしれません。掃除には心をスッキリさせる効果もありますので、旦那さんも病みつきになる可能性があります。ご自分でやるのが大変なときこそ、ぜひ頼んでみてください。

② 心に棚を持つ

私がまだ二十代の頃、ものすごく思い悩んだことがありました。それまでの人生最大の問題と言っていいことが起こりました。やりたいことと家庭の事情が複雑に絡んでいて、今の私ならさほど悩まない、というか、悩みのうちにも入らないようなことだったのですが、当時の私は困り果てていました。

十歳くらい年上の、とある喫茶店のマスターに相談したところ、

「今の自分で解決できないことはね、ぜーんぶ棚の上に置いちゃうのさ。見えるところに上げとく。で、時々それを手にとって、今なら解決できるかなーと考えてみる。無理だと思ったらまた棚に戻す。いつか、解決できる自分になったら、解決すればいいさ。俺なんか、棚の上、荷物だらけだよ」

目から鱗《うろこ》が落ちました。本当にその通りだなぁと思い、その一言に救われました。いまだに私はこの「棚上げ戦法」をよく使います。

実はアインシュタインの言葉で、

「その問題をつくり出した思考では、その問題を解決することはできない」

というものがありまして。この、**棚の上に一旦上げて、自分が解決できるようになるまで待つ**というのは、まさにこれなんですよね。四十代になってこの言葉を知ったとき、あ、これ、マスターが言ってたアレじゃん！　と思いました。

生きてるだけで人は成長します。経験値は確実に上がっていき、自然にいろんな人の気持ちや立場がわかるようになります。十年前の悩みを思い出してみてください。今の

あなたなら、その当時より簡単に解決できそうじゃないですか？
私はこんなふうに思っています。

明日の自分が、今日の自分を助けに来てくれる

今日のところは、悩みを一旦棚の上に置いて、明日の自分を信じて、ゆっくり休んでくださいね。

③ 自分に語りかける

理由はともあれ、がんばりすぎる人の中には、自分に何かを課している方も見受けられます。深層心理で、幸せを自分に対して許していない場合も少なくありません。これは無意識の中で、**幸せに対して罪悪感や恐怖がある**場合があるのです。おまけに、変化＝危険という本能が邪魔をしていることも考えられます。

いずれにせよ、自分に声をかけることは、そんな呪縛《じゅばく》を解《と》くのに一役買ってくれます。

「私はもっと休んでいい」
「私はこんなにがんばらなくてもいい」
「私はもっと幸せになっていい」

と声をかけてあげてください。あなたの一番の味方はあなた自身なのですから。

5 自分の過去をゆるす

音楽活動をスランプで休んでいたころ、人生の大先輩である知人に、こんなことを言われたことがあります。

「今の時間は、ワインで言えば熟成期間なんじゃないかな……。ゆっくり澱《おり》がたまっているところ。売れるワインになるかはわからないけど、旨いワインになることは間違いない」

ワインのことはよくわかりませんが、長く熟成させた良質のワイン、味わい深く旨いワインには、澱というものが沈澱しているというではないですか。そしてそれは舐《な》めてみると、非常にすっぱく、何とも耐《た》え難い味がするとか。

人生には、いいことも悪いこともあり、何かしら悩みがあるものでしょう。そういう困難を、私たちはいつも、何とかして乗り越え続けているわけです。

その度につらい思いや悲しい思いをしますが、その思いは消えてなくなるわけではなく、心に沈んでたまっていくと私は考えています。それは、ワインの澱のようなものなのではないかと。

　ここまで、いかにため込まないように生きるかということを書いてきましたが、**どんな負の感情も、経験としてあなたの人生を彩っていることは間違いなく、熟成したワインがすばらしいのと同じように、あなたの人生は澱ごとすばらしいのだということを感じていただきたいのです。**

　もし、今、何かがつらくても、そんなふうに、すべてを肯定できれば、「あるがままの自分でいいのだ」と、自分の人生を、そして自分自身を好きになれるのではないでしょうか。そうなれば、心底リラックスできるようになり、常に緊張状態だった硬い心がやわらかくなっていきます。

　私は、リラックスするということは、委《ゆだ》ねるということに近いのではないかと日頃から感じています。そして、**流れるままに委ねることができるかどうかのカギは、「自分は大丈夫だ」という確固たる信念があるかどうか**なのです。

　あなたの人生に起きたことはすべて、ワインの澱のように、あなた自身を味わい深く、魅力的にしてくれています。ですから、あなたは大丈夫。安心して、流れに委ねていいのです。あるがままのあなた自身を、どうか大事にしてください。

chapter

7

感情習慣と免疫機能

1 免疫機能チェック

- □ 体温が低い
- □ 手足が冷える
- □ 便秘や下痢など、腸の調子が一定しないことがよくある
- □ 肩こりがひどい
- □ 風邪をひきやすい、もしくは風邪をひくとなかなか治らない
- □ 調子が悪いと何か重大な病気を疑ってしまうことがある

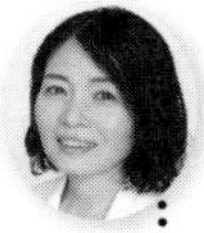

チェックリストの解説

体温が低い、手足が冷えるという場合、自律神経のバランスが崩れている可能性があります。自律神経のバランスが崩れると、心と内臓に余計なものをため込むだけでなく、実は免疫機能の低下も起きてしまうのです。この章では、そんなお話をしていきます。

また病気を心配しすぎたり、過剰に怖がったりしないことも、健康の秘訣です。

一つでもチェックが付いた方は、この章を参考に免疫機能が低下しないよう、対策していただければと思います。

2 免疫システムは生命線

体を心の入った器と考えるというお話（P87参照）、覚えていますか？　あくまで私の考えですが、体（器）は心に従ってくれるので、つらかったり、不安や不満が多かったりすると、心を楽にするため、器を心から離そうとするのかもしれない、というお話でした。

人生に不安や不満を感じていたり、忙しすぎたりすると、交感神経優位の時間が増えて自律神経のバランスが崩れてしまいます。そのような時間が長く続くと、余分なものをため込む体になったり、血流が悪くなったりして、病気になっていくことは前述した通りです。

自律神経のバランスが崩れることによって起こることがもう一つあります。**健康の要である免疫機能の低下**です。免疫は、いわば生命線です。このシステムがあるおかげで、私たちは命を守れているのです。

免疫機能の働きをいくつか挙げましょう。

外敵（細菌やウイルス）が侵入するのを防ぐ
侵入してしまった外敵を食べる
その外敵にピッタリな武器をつくって退治する
もう一度同じ敵が来たときのために使った武器を覚えておく
行きすぎた攻撃を抑える
自分じゃないもの（がん細胞など）を排除する

これらの免疫機能を適正に維持するためには、自律神経のバランスが重要なのです。

超音波検査では、内臓の汚れはすぐにわかります。汚れた内臓だという事実から、交感神経優位だったり、リラックスが足りなかったりする生活をされていて、食べすぎていたり、ため込んでいたりしている状態だという事実がわかります。そこから、血流が滞っている可能性も推測され、**検査すると、実際に血流が滞っている患者さんも多く見られます。**

では、血流の滞りが起こると、免疫システムにどういうことが起こるのかを、次の項で見ていきましょう。

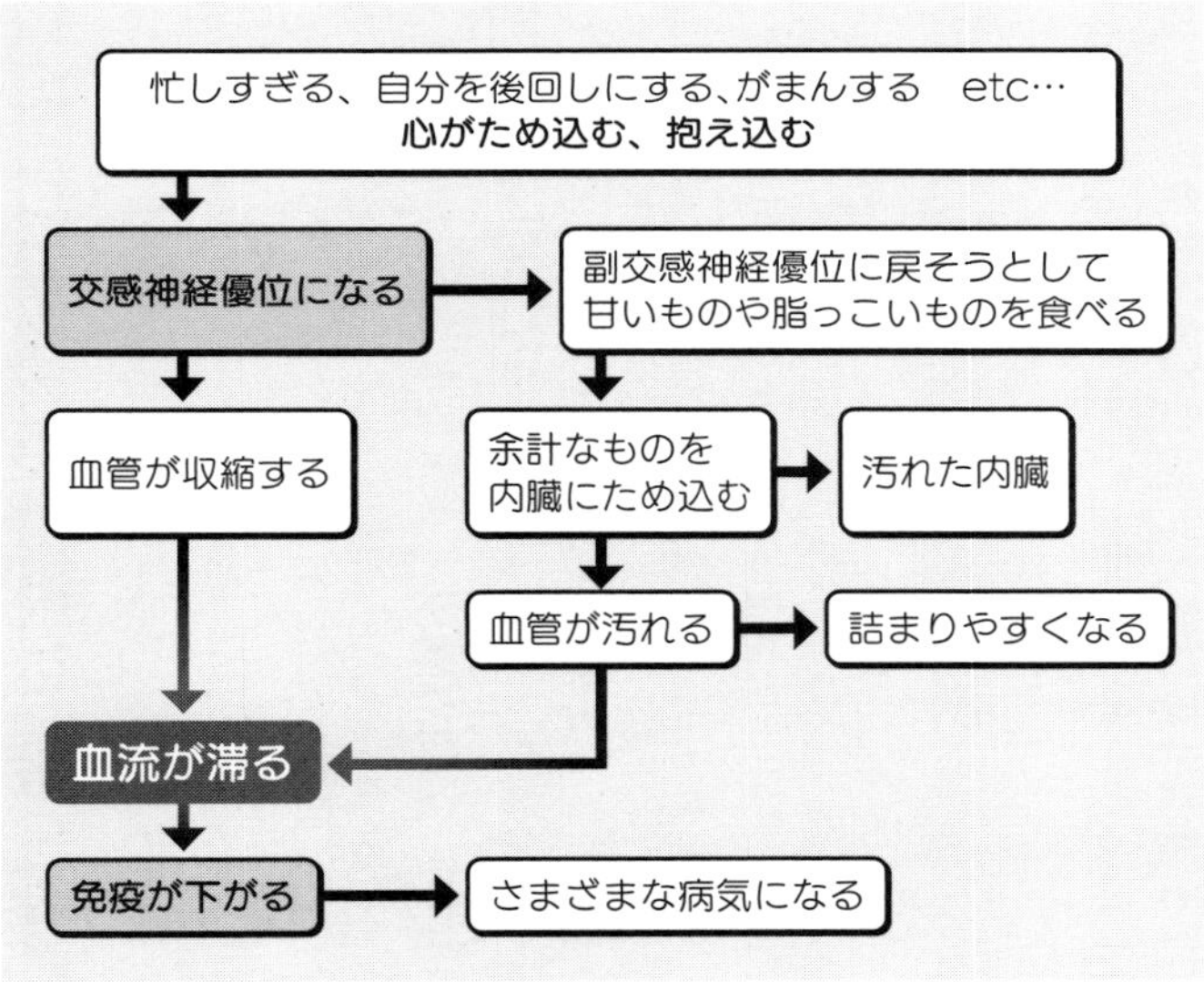

図 7-1　感情習慣と免疫機能

3 交感神経優位によって免疫機能に起こること

① 体をパトロールするスピードが落ちる

血液中の免疫細胞は、血液に乗って体のすみずみまでパトロールして、異物や外敵（ウイルスや細菌など）を退治しにいきます。**交感神経優位になると血液がドロドロになるので（P71参照）、このパトロールするスピードが落ちます。**免疫細胞が必要な場所へ運ばれず、外敵の活動を止められなくなり、退治する能力が落ちてしまいます。

さらには、がん細胞の増殖が盛んになる可能性もあります。人は誰でも一日に五千個前後の細胞ががんになるのですが、免疫細胞がスムーズに退治しに行けなくなることで、がんの発症を抑えられなくなり、血流が滞ることで、体温ががんが喜ぶ35℃前後に下がり、この体温になることでがん細胞が増殖しやすくなるのです。

② 酸素が運ばれにくくなる

血流が滞ると酸素も運ばれにくくなります。酸素は、肺の中で赤血球中のヘモグロビンと結び付いて、全身に運ばれていますが、**酸素不足になると、血液は酸性に傾きます。すると外敵（細菌やウイルスなど）が喜ぶ環境になり、**さまざまな病気になりやすくなってしまいます。

コロナ禍、私たちはマスク生活を余儀なくされましたが、実はマスク生活はかなり酸欠の状態でした。人間は、酸素を吸って二酸化炭素を吐きます。これが正常の呼吸です。しかし、マスクをすると、自分の吐いた二酸化炭素をいつもより多く吸い込むことになってしまいます。大気環境検査に使う酸素濃度検査にて、マスクの内側の酸素濃度を測定したところ、

マスクなしでの酸素濃度　↓　20・5％
マスクありでの酸素濃度　↓　17・4％

という数値でした。マスクありでの酸素濃度は、最低必要な酸素濃度19・5％を下回っており、実は外敵が喜ぶ環境なのです。

もうマスク生活からは解放されたのでひと安心ですが、**一番手軽な酸欠防止法は深呼吸です。**深呼吸すると副交感神経が優位になります（P58参照）。忙しすぎるとき、深呼吸するだけでも、少し元気をとり戻せるはずです。

③　無理にエネルギーをつくろうとする

人が生きていくためには、食べたものをエネルギーに変える必要があります。細胞にはその仕組みが二系統あります。解糖系《かいとうけい》とミトコンドリア系です。体内では、環境に応じてこの二つのエネルギー系を使い分けています。解糖系は、低体温、低酸素の環境で優位に働き、ミトコンドリア系は、高体温、高酸素の環境で優位に働きます（P89図5－1参照）。

細胞分裂が盛んに行われる子どもの頃は、解糖系が主体ですが、年齢とともにミトコンドリア系にシフトしていきます。この本の読者のみなさまは、おそらく大人でしょうから、ミトコンドリア系のエネルギー代謝であるはずです。

ミトコンドリア系エネルギー代謝とは、細胞内にあるミトコンドリアで行われるエネルギー代謝で、酸素を必要とします。酸素が不足するとミトコンドリア系のエネルギー代謝ができなくなり、エネルギーが不足します。それでは倒れてしまうので、体は**酸素を使わない解糖系のエネルギー代謝を使ってエネルギーを生成するようになります。**

それでもエネルギーが足りないと、**細胞自体を解糖系に変えざるを得なくなり、この細胞の変化によってがんになりやすくなる**と言われています。つまりは、**低体温、低酸**

素の状況は、がんになりやすい状況ともとれるのです。

④　免疫界のエースの働きが悪くなる

まず、外敵が入ってくる場所、粘膜《ねんまく》での攻防戦はとても大切です。そもそも体に入れなきゃいいわけなので、ここを強くしておけば外敵の侵入を防げます。鼻粘膜、口の中、喉、腸管など、粘膜は、いつも濡《ぬ》れていることで外敵を洗い流したり、細胞に入り込めないようにしています。そう、濡れていることが大事なのですよ。

緊張すると、喉が乾きませんか？　**交感神経優位になると、消化機能を抑制するように働くので、唾液《だえき》をはじめとする分泌液は出にくくなり、乾いてしまいます。**すると、粘膜に付いた外敵を洗い流せないばかりか、細胞表面にちょっとした傷も付きやすくなり、外敵が細胞に侵入しやすくなってしまいます。

粘膜にはＩｇＡ《アイジーエー》という免疫物質が豊富にあります。このＩｇＡは、免疫界のエースです。特定のウイルスや細菌だけに反応するのではなく、さまざまな病原体に反応するのが特徴です。簡単に言うと、なんか敵が来たよ、とりあえず退治しとく？　的な、門番のような働きをします。ウイルスとの戦いには、ＩｇＡの活躍は必須で、ＩｇＡの分泌を低下させない、ということが、外敵の侵入を阻止するうえでとても重要になってきます。ところが、このIgA、ストレス、多忙、睡眠不足……つまりは**交感神経優位な生活によって、働かなくなってしまう**という特徴があるのです。

ですから、せめて乾かないためにも、**こまめな水分補給はとても大事**です。一〜二時間あたりコップ一杯の水を飲むようなペースで、やってみましょう。一気に飲むよりも、こまめに少しずつ。お茶やコーヒーに入っているカフェインには利尿作用《りにょうさよう》があり、余計に水分不足になりますので、純粋にお水がいいでしょう。冬は白湯《さゆ》もいいですね。体も温まりますので、一石二鳥です。

⑤ 腸内環境のバランスが崩れる

腸管には全身の免疫細胞の約70%が存在し、外敵の侵入を防いでいます。ですから、この腸管での免疫機能に、腸内環境が影響することは、何となく想像いただけるかと思います。

腸内環境の良し悪しは、善玉菌と悪玉菌、日和見《ひよりみ》菌のバランスなどによって決まります。このバランスが保たれていること（腸内環境がよい状態に保たれていること）によって、免疫細胞の働きがよくなり、免疫機能が強まります。

このバランスは、食生活の変化や、生活環境の変化によるストレスによって崩れます。はい。出ました、ストレス。交感神経優位が、ここにも影響を与えてしまいました。

交感神経優位なことによって、腸管の運動性が低下しますが、腸内環境も影響を受けます。ストレスという、脳からの情報が腸に伝えられ、消化機能や免疫機能に影響を与えるわけです。これを「脳→腸シグナル」といいますが、さらに最近、その逆、つまり腸から脳へ腸内の情報が伝達されていることがわかってきました。「腸→脳シグナル」です。この両方の流れを指して「脳腸相関《のうちょうそうかん》」といいます。

脳と腸は、互いに影響を及ぼし合っています。交感神経優位な生活では、腸の調子をよくするのは難しく、ここでもやはり、リラックスが大事です。少しでもリラックスすることにより、腸内環境がよくなり、それが脳へ伝達されて、さらに脳から腸へよい影響を与えるという、良循環が生まれます。

さらに、幸せホルモン・セロトニンは、九割以上が腸管でつくられます。そして腸内にその九割がとどまり、主に腸のぜん動運動を司っています。

より多くのセロトニンをつくるには、トリプトファンというアミノ酸の一種が必要で、これは肉や魚などのたんぱく質に含まれているため、消化機能が高い状態であることが大事です。腸管で生成されたセロトニンが脳へ直接入ることはありませんが、脳でつくられるセロトニンもまた、トリプトファンが必要であるため、バランスの保たれた腸内環境が必要です。要するに、**すばらしい腸内環境であればあるほど、充分なセロトニンがきちんとつくられる**、ということです。

セロトニンにより心が楽になると、副交感神経優位になります。それが腸管に伝わると、腸にあるセロトニンの働きで運動性も改善されて便秘や下痢が改善されます。腸内環境がよくなれば免疫機能が高まります。

⑥ 免疫機能を抑える物質が分泌されてしまう

ストレスに反応してコルチゾールという物質が分泌されます。コルチゾールは副腎皮質から分泌されるストレスホルモンの一種で、ステロイドとも呼ばれています。

コルチゾールは、危機的状況になったときに、必要な活動エネルギーを確保するために働きます。具体的には、炎症を抑える重要な調整因子であるサイトカインの合成を阻害したり、抗腫瘍効果などを発揮するナチュラルキラーT細胞の働きを抑制したりします。要は、短期的に**体内の免疫作用を抑える働き**をするのです。短期的には必要な働きなのですが、危機的状況、つまりはストレスがある状況が長期にわたると、ずっと免疫作用が抑えられることになるので、病気にかかりやすくなってしまいます。

交感神経優位な状態は、ただでさえ血流が滞ったり、体温が下がったり、粘膜免疫機能が下がったりしているのに、コルチゾールの分泌により、追い討ちをかけるようにさらに免疫機能の低下を招くのです。

交感神経優位な、ストレスの多い生活が、いかに病気になりやすい体をつくっているか。もう、おわかりかと思います。つくづく、リラックスすることの大切さを感じますよね。

4 自律神経のバランスが最高だと、免疫機能も最高に

免疫を司る白血球のお話です。白血球は、血液中を流れる血球の一種です。白血球には大きく分けて、顆粒球《かりゅう》、リンパ球、単球《たんきゅう》の三種類があります。顆粒球は主に、細菌に強い免疫細胞です。リンパ球は主にウイルスに強い免疫細胞。単球は、別名マクロファージと言って、いろんな外敵をパクパク食べます。いわゆる自然免疫に関する細胞です。どれも大事な役目を持っています。

この三つの割合は、交感神経が優位か副交感神経が優位か、自律神経のバランスによって変わります。免疫細胞が最高のパフォーマンスを発揮するのは、顆粒球：リンパ球：単球の割合が6：3：1のときです。

交感神経が優位になると、血中に神経伝達物質であるアドレナリンが放出されます。顆粒球はアドレナリンの受容体を持つので、交感神経優位では顆粒球の割合が増えます。**顆粒球の割合が増えすぎると、自分の細胞を敵だと勘違いして攻撃してしまったりします。**

一方、副交感神経優位になると、アセチルコリンが放出されます。リンパ球はアセチルコリンの受容体を持つので、副交感神経優位になると、リンパ球の割合が増えます。副交感神経優位なときに増えるリンパ球が活性化すると、ウイルスを攻撃しやすい態勢になり、免疫機能は強化されます。逆を言えば、ストレスにより**リンパ球の割合が減ってしまうと、外敵に負けやすい体になってしまう**ということです。心配したり、不安だったりすると、余計病気になりやすい理由はここにあります。

そして、風邪などの病気だけでなく、傷が治るのにも自律神経のバランスが影響します。先日、誤って右手の親指が熱いフライパンに触れてしまい、熱っ！　と思った直後に水で冷やしましたが、プーッと水膨《みずぶく》れになってしまいました。軟膏《なんこう》を塗って傷絆創膏《きずばんそうこう》を貼り、ジンジンする痛みとともに、水膨れが潰れないように気を付けながら生活しておりました。

三日もすると、中の水は吸収されて、厚い皮が一枚余分にあるような格好になり、さらに三日も経てば今度はその厚い皮がめくれてきて、中にはもう新しい皮ができていて、体って、本当にいつも、こんなに治ろうとしてくれてるんだなぁと、すっかり元通りになった親指を眺めました。

この、傷が治ったりする機能を、自己再生機能と言います。自然治癒力の一つです。傷が治るにはまず、出血を止めるために、血小板《けっしょうばん》が集まってきます。そして、悪い細菌が侵入した場合には、血液中の白血球が攻撃します。次に、線維芽細胞《せんいがさいぼう》が欠けた組織を補い、傷口を埋めます。最後に、傷口の周囲から表皮細胞が傷口を覆い、新しい皮膚が再生して傷が治ります。

このように、複雑な手順を勝手に踏んでくれて、傷は治っていきます。この、修復する物質を運ぶのは血液なので、お察しの通り、ストレスよって交感神経優位な状態が続き、血流が悪くなると、栄養の吸収や代謝、排泄力も弱まり、傷は治りにくくなるのです。要するに、**自律神経の乱れは、治癒力を低下させる**のです。

5　自然治癒力を最大限に引き出す秘訣

松沢哲郎著『想像するちから―チンパンジーが教えてくれた人間の心』（岩波書店）に、こんな一節がありました。

「霊長類研究所にいるレオという当時二四歳の男性チンパンジーが、突然、首から下が麻痺した。診断は急性脊髄炎《せきずいえん》だった。（中略）レオはぜんぜん動けない。そうすると、ひどい床ずれになる。腰や膝の皮膚が破れ、膿《う》み、骨がむきだしになるほどのひどい床ずれだ。（中略）五七キロあった体重も三五キロにまで減った」

作者は、そんなレオ君のことを、

「痩せ細って床ずれで寝たままの彼の姿を見て、もしこれが自分だったら、とても我慢できないだろうと思った。（中略）痛みの辛さに耐えられないのではない。『このまま生きていてもしょうがない。自分はどうなってしまうんだ？』というような心境になるだろう。将来に対する希望がもてず、ただ絶望感にさいなまれるだろう」

と書いています。

ところが、このような絶望的な体調であるにも関わらず、チンパンジーのレオ君はふだんとまったく変わらなかったのです。めげたところも全然なく、いたずら好きな素振《そぶ》りはそのまま。

「人が来ると、口に含んでいた水をピュッと吹きかける、なんてこともする。キャッと言って逃げようものなら、すごくうれしそうだ」

その後、レオくんは、なんと！　回復したのです。

「神様のご加護があったのだろう」

と松沢氏は書いていますが、私の考えはちょっと違って、「今、ここ」の世界を生きているからこそ、回復したのではないかと。絶望しないからこそ、微塵《みじん》も心配しないからこそ、結果的に流れに委ねている状態になり、体は本来の回復力を存分に発揮できたのではないか、そんなふうに思えるのです。

人間ならば、「こんなひどい状況では元通りにはならない」という観念があります。この観念によって、絶望や心配が怒濤《どとう》のように責めてきます。しかし、これはあくまでも観念の問題で、ただ自然の流れに委ねれば、回復するのだということを、レオ君が教えてくれたような気がするのです。

「今、ここ」に集中して、流れに任せてリラックス。

これが一番の薬なのではないかと思うのです。自律神経のバランスが整いさえすれば、人間の体は底知れぬ能力を発揮するはずなのです。

カウンセリングルームから

「ちょこっとずつ戦法」実践篇②

まだ二十代の方の中にもプローブを当てると肝臓が真っ白な方がいらしゃいます。

そんな方は往々にして声にハリがなく、猫背だったり、うつ向きがち。お話を伺うと、毎日残業でくたくたなのに、帰宅後も家族のために家事をこなし、自分おひとりの時間がまったくないというケース。こんな方に何人かお目にかかりました。

夜中にスナック菓子を食べて気持ちを落ち着かせている、と語ってくださった患者さんに、やはり「ちょこっとずつ戦法」（P54参照）でアドバイスをしました。

・一日三十分自分だけの時間をつくる
・湯舟にゆっくりと浸かって自分の体をさする

ただこれだけで、半年間で検査数値もすっかり回復しました。

こんなに簡単なことで、ここまで健康的になれるのだ、と私自身も驚くことがよくあります。

chapter

8

滞らないための感情習慣

1 滞りチェック

□ 人生は順調だと感じる

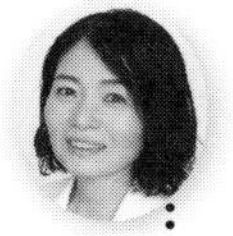

チェックリストの解説

原因がはっきりわからないものの、どこか調子が悪い、というような状態を「不定愁訴《ふていしゅうそ》」といいます。もともと不定愁訴のあった人でも、感情習慣を整えれば、体の調子がよくなります。

チェックリストはあえて、一つだけにしました。感情習慣が変われば人生を順調だと感じられるようになります。人生を順調だと感じられるようになれば、内臓もきれいになります。

この章では、感情習慣を変えるのに役立つ東洋医学の話をします。

2 すべての病は滞りから

私が検査技師として駆け出しだったころ、当時の上司に言われた言葉があります。あれは、胆石《たんせき》と胆のうポリープのある患者さんの検査報告書を書いていたときでした。

「いいか維斗《いと》、**すべての病は滞りからだ。**この場合は、胆汁《たんじゅう》の滞りだな。胆汁が滞っているから、石やポリープができる。体は全部そうだ。何かしらの滞りがあるから、病気になる」

そのときはまだ、技術も知識も未熟で、「へー」ぐらいな話でしたが、なぜか心に残り、今では、本当にその通りだ！　ときっぱり言えます。

胆のうとは肝臓でつくられた胆汁という消化液をためておく袋です。胆汁は、コレステロールやビリルビン、レシチン、胆汁酸などでできていて、このバランスが崩れることで滞りが生じます。

例えば脂っこい食事を続けると胆汁の中のコレステロールの割合が増します。ドロドロしてきて、そのうち固まって石になります。また、胆汁の流れが滞ると細菌などが繁《はん》殖《しょく》しやすくなり、それも石ができる原因となります。

西洋医学で、滞りが原因とされる病変には、胆石の他に、腎結石《じんけっせき》や尿管結石《にょうかんけっせき》など、「固まる」ものが多く、これは食べているもののバランスによって起こるとされています。

この本でくり返し説明してきた、汚れた内臓も、いわば滞りが原因です。甘いもの、脂っこいもののとりすぎや、交感神経優位なことによって、余計なものをため込んだり、血液がドロドロになったり……こういったことで肝臓に脂肪がたまっていきます。また、心の滞りが原因の一つになっていることも、前述した通りです。

血流の滞りによって起こる、心筋梗塞、脳梗塞は言うに及ばず、ひいてはがんまでも、血流の滞りが影響していることも前述した通りです。

この、西洋医学が生まれるはるか二千年以上前、東洋医学ではすでに、滞りが病の原因であるという考え方がありました。私たちの体を一つのエネルギー体と考えたとき、エネルギーが絶えず巡っていれば、何の問題も起こりませんが、**エネルギーの流れに滞りが生じると病気になる、というのが東洋医学の基本的な考え方**なのです。

3　感情習慣を変えるのに役立つ東洋医学

実は、西洋医学に自然治癒という概念はありません。なぜなら、西洋医学自体、起こっている症状を緩和《かんわ》する対処療法《たいしょりょうほう》が主だからです。下痢をしたら下痢止め。血圧が高かったら降圧剤。尿酸値も中性脂肪も血糖値も、基準より高かったら下げるように治療するのです。体の負担を軽減させるにはとても大切ですが、根本的な原因にはアプローチしないのが西洋医学です。では、東洋医学ではどうでしょうか。

私は、感情習慣を変えていくうえで、東洋医学の考え方はとても役に立つと感じました。そこで、ごく簡単に、基本的な東洋医学の考え方をご紹介できたらと思います。

①　「気《き》」「血《けつ》」「水《すい》」という考え方

「気」とは、生命活動のエネルギー源。「血」は栄養物質で血脈内を通じて全身の器官に栄養を与えるもの。「水」は血以外の体液のすべてを指します。これらは、絶えず全身を巡っています。**「気」「血」「水」が相互に影響し合いながら、体内を絶えず巡るこ**

とで健康を維持しているのというのが、東洋医学の基本的な考え方です。

西洋医学では、前述の通り、血流の滞りは、自律神経のバランスが乱れていたり、交感神経優位な時間が増えたりすることにより、血液がドロドロになることで起こると考えました。だからこそ、リラックスすることや、心を楽にするための方法をいくつかご提案しました。それはいずれも、副交感神経優位にすることで、血流をよくし、体を温めて滞りをなくすことが目的です。

一方、東洋医学では、「血」は心臓のポンプ機能によって巡るのではなく**「気」が「血」を動かすという考え方**なのです。ですから、滞りの原因は「気」の不足によるもの、「血」自体の不足によるもの、「気」も「血」も両方不足するもの、など、さまざまにあると考えます。

「気」は、生まれながらにして持つ、「先天の気」と、食べ物と空気からなる「後天の気」があり、「気」を増やすには、呼吸によってたくさん酸素を吸い、胃腸をしっかり働かせてよい材料を吸収する必要があると考えます。

つまり、**巡りをよくする第一歩は、西洋医学の深呼吸と同じ考え方**なのです。

② 足りないものを補い、巡らせる

西洋医学でいうところの、心臓、肝臓、脾臓、肺、腎臓は五臓と呼ばれますが、東洋医学での「五臓《ごぞう》」は、肝《かん》、心《しん》、脾《ひ》、肺《はい》、腎《じん》、といい、役割が西洋医学の五臓とは異なります。

大きく異なる点は、いずれも「気」や「血」や「水」に関わり、スムーズに流れるようにコントロールする役割があるという点です。より、「巡らせる」ということに重きを置いているのが東洋医学とも言えます。

そして、東洋医学では、すべての臓器が連携して影響しあっており、一つの生命体として機能すると考えます。肝臓は肝臓、心臓は心臓、というように別々ではなく、すべてがつながっていると考えます。ここも、西洋医学とは大きく異なる点です。表面的に現れる症状はさまざまでも、根本原因は同じ、ということが起こり、その、根本原因を直すことでいくつもの症状が改善することがあります。逆に、同じ病名なのに、その人の体質に合わせて別の治療を行う場合があります。

いずれにしても、**原因が「気」の不足の場合には「気」を補い、「血」の不足には「血」を補い、停滞する「気」や「血」や「水」を巡らせることで、根本の原因を治し**

ていく。これが、東洋医学のやり方です。「巡り」に重きをおいており、病気というより、病態《びょうたい》ととらえ、何らかの原因で、巡りが悪くなった結果、その「病態」になるのだから、「巡り」にアプローチすれば、その「病態」は解決する、と考えます。つまり、東洋医学では、「病気が治る」ことは治るというよりも、「元に戻る」「本来の自分に戻る」ということなのです。

「気」の不足の原因は、過労、不摂生、そしてストレスです。要するに、自分を後回しにした過酷な生き方にあります。そして、これらによって「気」が不足すれば「血」も不足し、巡りが悪くなります。この状況はまさに、西洋医学でいうところの、交感神経優位な生活に当たります。**ここでもまた、西洋医学と東洋医学は行きつく答えは同じ**なのです。

東洋医学には「心身一如《しんしんいちにょ》」という、心と体は一体だとする考え方があります。体が変われば心が変わる、逆に心が変われば体も変わる……。まさに、**私が言いたい「病は感情習慣次第」ということをそのまま表している言葉が二千年も前から、存在していた**のです。

③「感情」が滞りの原因になる

東洋医学では、滞り以外の病気の原因は、細菌やウイルスなどを指す「外邪《がいじゃ》」と、**感情を指す「内邪《ないじゃ》」によるものがある**と考えます。

「内邪」の一つに、「七情《しちじょう》」というものがあります。「喜《き》」「怒《ど》」「思《し》」「悲《ひ》」「憂《ゆう》」「恐《きょう》」「驚《きょう》」の、七つの感情が、体に与える影響を謳《うた》っています。例えば、「思」は思い悩んだり、考えすぎたりすることで、これによって、食欲不振、腹痛、下痢、などが起こります。「怒」は怒りの感情で、「気」「血」「水」の巡りが悪くなり滞りが起こります。**この二つは、西洋医学でいうところの、交感神経優位になる感情で、体に起こることは、胃腸障害、滞り＝血流障害で、西洋医学とまったく同じ**です。

自分の体のためには、感情を後回しにしないで、素直に、楽に生きることが大事です。イライラや不満がつのってきたら、それをとり除くこと。つまり、心の巡りも、よくしておくことが、やはり大事なのです。

④「未病《みびょう》」という考え方

臨床検査技師生活三十年、ずっと超音波検査を担当し続けてきました。何か悪いところがないか、少しでも早く見つけて治療していただくために、日々、技術を磨いてきた自負はありますし、実際、たくさんの早期がん、難病などを見つけてきました。

しかし、いくら早期発見に努めても、限界があるなぁと思うことがあります。例えば、真面目に毎年、健康診断を受けていた方が、たまたまその年だけ海外出張されて検査に間が空いてしまい、二年ぶりに検査したら進行がんが見つかり、もう手遅れの状態だった、ということ。片や、検査なんか一回もしたことのなかった方が、たまたま超音波検査を受けたら早期がんが見つかって完治した、ということ。何の差があるのだろう、と考えたときに、「無力だなぁ」と思ったりするのです。

そんな経験から、早期発見、早期治療も大切ではあるのですが、何より、病気にならない体づくりが一番大切なのではないか、という考えに至りました。そのお手伝いができる一つの方法が、**東洋医学でいうところの「未病」という考え方**かと思います。

西洋医学では、血液検査や画像検査（X線検査や超音波検査など）の結果から、異常かどうかの判断をします。ですから、何かしらの病態が起こってから治療が始まりますが、**東洋医学では、何となく調子が悪いけど検査しても異常が見つからない、という段階から、体質を把握することによって治療を開始できます。**治療というよりも、「自然治癒力を引き出す」というほうがわかりやすいかもしれません。

ある症状に対して対処する薬を飲む、という考え方ではなく、その人の体質や生活習慣などをまず把握して、それぞれに合った作用を持つ漢方薬を処方したり、鍼《はり》を使って経絡《けいらく》と呼ばれる「気」の通り道を刺激して巡りをよくしたり、指圧をしたりします。どれも、「気」「血」「水」のバランスを整えて巡りをよくするためのものです。

この、「今のところ病気というほどではないけれど、このままだと将来病気になっちゃうから、今から巡りをよくしておこうね」という考え方が、とても大事なのではないかと思うのです。

一方、受ける時期によって命運を分ける側面があるものの、**西洋医学には、健康診断という、今の状態を把握できるとてもすばらしい手段があります。それが「予防医学」です。**少なくとも超音波検査を受けていただければ、内臓が汚れているかどうかがわかり、もし汚れていたら、「まだ病気というほどではないけど、心や体に滞りがある」ことがわかります。その段階から病気にならないようにすればよいのです。

ちょっとした体の不調があれば、自分を大事にするただそれだけです。

そのためには、体の不調を見張《みは》る必要があります。見張る、というと聞こえが悪いですが、体と対話をしてはいかがでしょう。次の項はそんなお話です。

4 順調とはどういうことなのか

病院で、治療するほどではないけど完全に正常ではないものって、実はいろいろあるのです。甲状腺腫《こうじょうせんしゅ》、肝臓や脾臓にできる血管腫《けっかんしゅ》、腎臓にできる血管筋脂肪腫《けっかんきんしぼうしゅ》などの良性腫瘤《しゅりゅう》や、たまに痛みは出ることもあるけど、手術する必要のない程度の胆石、腎結石など。

これらの経過観察にきた患者さんからは、よくこう言われます。

「毎回、検査するのが怖いです。悪くなってませんように」

「これがあるばっかりに、安心しきれないんです」

そんな患者さんとはよくこんな会話を交わします。

「昔は悪さばかりしてみんなを困らせていた少年が、今はきっちり更生《こうせい》して真面目に働いていたとします。なのに、過去に悪さしたばかりに、『あいつは今に何かやらかすに違いない』と、いつも疑われていたんでは、その少年はどう思いますかね？」

「いつまでも疑われてたら、嫌になっちゃうでしょうね」

「そうなんですよ。嫌になっちゃいますよね。もう真面目に働くもんか！　って。またグレちゃうかもしれない。それと同じことが、体にも起こるかもしれませんよ」

百点とれなくても、今日の健康に、まず感謝してみましょう。あなたのために体は、毎日、真面目に一生懸命、がんばっているんですから。


健康診断にいらっしゃった患者さんからは、こう言われます。

「何か悪いところがあるんじゃないかと、不安でいっぱいです」

「またきっと、悪いところだらけに違いない」

「毎回緊張します。何か見つかるんじゃないかって」

そんな方々にはこう言います。

「あなたのために胃袋は、文句も言わずにひたすら食べものを消化してくれていますし、あなたのために心臓は、文句も言わずにひたすら脈を打っていますし、あなたのために腎臓は、ひたすら水分から必要なものを再吸収し、いらないものを排泄《はいせつ》し、あなたのために肝臓は……」

きりがありませんね。

どこか悪いのではないか、と疑うのではなく、あなたのために今日もがんばっている細胞や臓器に、「いつもありがとうね」と声をかけてあげてください。そうすれば、こんなに信じてもらってるんだなぁと、細胞や臓器が喜びます。そしてますますあなたのために、健やかでいようとしてくれるはずです。

西洋医学においての「健康」の定義は、「体や心が、ある一定の状態を保つことで、そこから外れたら病気ということになります。例えば、血液検査などにも基準値があり、そこから外れないことが健康です。ひと言で言えば、「恒常性《こうじょうせい》」を重んじていて、数値を元に戻すことが治療です。高血圧、高脂血症、高血糖という表現からもわかるように、いずれもある基準より高いか低いかを見て診断されます。そして、数値を正常値に戻すために、血圧を下げる薬、脂質を下げる薬、血糖値を下げる薬などで対処します。

しかし、これでは矛盾することが出てきます。体調が悪いのに、数値は正常だったり、元気なのに数値が異常だったり。そんなこともしばしばなのです。

一方、東洋医学においての「健康」は、「体の中のすべてのものは絶えず変化していて、その状態こそが健康である」と考えます。西洋医学が「恒常性」を重んじるのに対して、東洋医学では「変動性《へんどうせい》」を大事にします。要するに、うまく変化に対処できたり、変化の波に乗れるか、ということに重きを置きます。生活環境や、天候、人間関係など外からの刺激や、加齢、体質の変化、疲労、ストレスといった体内からの刺激を跳ねのける「自然治癒力」があれば、うまくその変化の波に乗ることができます。**東洋医学では、変化の波にうまく乗ることこそが「健康」ということなのです。**

体は絶えず変化していると考えるため、治療や健康法は一つではありません。不調の根本の原因にアプローチしていきます。そのときの状態に合わせ、「気」や「血」が不足すればそれを補い、滞っていれば巡りをよくする。こうすることで、さまざまな症状が改善されていきます。

さて、これって、人生も同じなのではないでしょうか。

私たちは学生時代、「安定した職につきなさい」などと言われたりします。「安定」＝変わらないこと、つまり、変わらないことが安全なんだ、という常識があります。

でも実際には、昨日とまったく同じ日はないし、ずっと同じではいられない。当たり前だけれど、時は過ぎるし、歳はとるし、環境も変わるし、考え方だって、ときには大きく変わります。それなのに……。

「安定」＝変わらないこと？

人間には、変化＝危険という本能があります。安全に生きるため、できるだけ「今までと同じ」を選択しようとします。でもね、**本当の安定は、うまく人生の波、変化の波に乗ることなのではないかな、と思うのです。力を抜いて、流れに委ねてみる。それが「順調」ということなのではないかな、と思うのです。**

5 あなたの未来は変えられる

超音波検査で見る「汚れた内臓」は、ほとんどが医師によって「脂肪肝」と診断されます。脂肪肝。この仕事をしていると、毎日必ず一人は、いいえ五人は出会います。超音波検査では、他にもさまざまな疾患が見つかりますが、脂肪肝ほどよく遭遇する疾患は他にありません。

それほどまでに何かを「ため込んで」いる患者さんたちに、何かお話しできないかと、常に情報を集めていますが、脂肪に関することはここ数年でも、新たに発見されたことがいろいろあります。中でも大きなものを二つご紹介します。

一つ目は、脳と内臓脂肪に神経接続があるということです。脳と脂肪は、交感神経を介してつながっているだけでなく、直接つながっていることがわかりました。脳脂肪回《のうしぼうかい》路《ろ》があるというわけです。簡単に言うと、**脂肪細胞を燃焼させるには、単なるエネルギー収支ではなく、脳を説得する手順が必要だということ。**

そして二つ目、これまで脂肪組織に伸びるニューロン（神経細胞）は、ほとんどが交感神経につながっていると考えられてきましたが、どうやら、交感神経が脂肪燃焼を促すのに対し、感覚ニューロンはそれを抑えるよう働いているというのです。つまり、脳が脂肪に送る命令は一つではなく、交感神経と感覚ニューロンが、脂肪燃焼に対し、アクセルとブレーキのように機能しているのです。これによって、**脳は、脂肪についての情報を受動的に受けとるだけでなく、能動的に調べていることがわかったのです。**

こんなふうに、人間の体はまだまだ研究途中で、わかっていないことだらけなのです。

臨床検査技師になるため、私の学生時代は、そりぁーもうあなた、朝から晩まで勉強でした。膨大な単位を取得し、やっと卒業というめでたい日、先生から次のようなお言葉をいただきました。

「卒業、おめでとうございます。今日までみなさんは、実に多くのことを学ばれたことと思います。しかし、ここまで学んでも、人間の体についてわかっていることなど、ほんのわずかです。人の精子《せいし》が、なぜ卵子《らんし》に向かって泳ぐかということさえ、はっきりわかっていないのです。ですからみなさん、これですべてわかった気にならず、学び続けてください」

本当にその通りでした。基礎的なことはほぼ変わらないにせよ、免疫に関することや代謝に関すること、細胞そのものに関すること……もう、今まで何を勉強してきたの？というくらいに、日々更新されます。

テレビではさまざまな健康番組があり、書店には多くの健康本が並んでいて、それぞれアプローチが異なります。こうなってくると、何を信じればいいのかわからないのは当たり前です。しかしながら、一つだけ。**「幸せであること」これだけは、万人への健康法であると断言します。**

今、脂肪肝のあなたも、自分を大事にできないあなたも、この本に書いてあることを、ちょこっとずつ実践してみてください。イライラしがちだったり、自分を否定しがちだったり、自分を後回しにしがちな感情習慣を変えれば、あなたの未来は、必ず変わります。知らないことを知ることで、知らなかった自分を超えられます。いろいろな解決方法を知ることで、できなかったことができるようになります。

自分の心と体を、もっともっと大事にすること。

イライラしたら、温かい気持ちになれるまで、ゆっくり休んでください。誰かのため、何かのために自分を犠牲にしていて、いろいろをため込んでしまっているなら、一度手放してください。リラックスして本来の自分に戻れば、体も本来の力を発揮して、健康になっていきます。

心が滞るから、体も滞るのです。そうなると、身動きがとれなくなって、人生も滞るのです。感情習慣を見直せばきっと、あなたの人生は、順調に流れ出します。

何だか、「幸せになるための本」みたいになってしまいました。でも、無理もありません。健康と幸せは、直結しているのですから。

おわりに

「音楽で食べられるようになりたい」

そんな思いだけを胸に上京して、昼は検査技師、夜はライブ活動、寝る間も惜しんで走り続けてきました。

社会人一年目、まだ右も左もわからなかったころ、学生時代の先輩からこんなことを言われました。

「五時までが楽しくないやつが、五時からが楽しいわけがない」

深い意味はわからないまでも、夜のライブ活動だけでなく、お給料をいただいている以上、昼も全力で仕事をしようと胸に刻みました。


アルバムを五枚リリースしたころ、ふと気付いたら、夜の活動より昼の世界に没頭している自分がいました。うまく説明できませんが、第六感のようなものを使って、目に見えている世界のその先を探求することに、はまってしまったのかもしれません。

また、何ごとも懸命にやれば、楽しくないことのほうが少なく、目の前にあることを楽しんでやっているうちに、何かが開けてくるものなのだと、実感しました。

超音波検査は、私にとってはライブです。

「検査技師は何も教えてくれない」

「何か聞いても、医師に聞いてくださいと言われる」

という話をよく聞きます。

「検査技師がこんなにおしゃべりしていていいんですか？」

と聞かれることもあります。

もちろん、我々検査技師の仕事は検査をすることで、診断を下し治療法を決めるのは、医師です。しかしながら、検査室でおしゃべりをしてはいけないという決まりは一切ありません。

もともとおせっかいな性格であることは否めません。不安を抱えて病院にくる患者さんに、検査を受けてよかったと思っていただけるよう、日々準備するのがいつしか私の生きがいになっていました。

「心と体はつながっているのに、体のことばかりでは、不充分なのではないか」

そう思ったきっかけは、検査室で出会った患者さんたちとの会話でした。そこから学び始めたことで、私の人生は変わりました。学べば学ぶほど、多くのことがつながり、検査室での会話がさらに楽しくなっていき、心理カウンセラーとしての仕事も増えていきました。

毎日がライブとばかりに、目の前の患者さんを楽しませることに全力を注いでいたある日、とある患者さんから、

「面白い。本になりそうだ」

と、声をかけていただいたのが、この本を執筆するきっかけになりました。

執筆にあたり、監修いただいた順天堂大学医学部の小林弘幸教授、折に触れ助言をくださった順天堂大学医学部練馬病院の臼井千恵先生、専門的立場からアドバイスくださった麻布漢方Ｈａｒｂａｌ Ｒｏｏｍ代表取締役薬剤師「漢方王子」こと野口貴司先生、この場を借りてお礼申し上げます。

「五時までが楽しくないやつが、五時からが楽しいわけがない」という言葉をくださった、河出書房新社代表取締役社長の小野寺優《まさる》先輩、大きな示唆《しさ》をくださった声とめまいのクリニック二子玉川耳鼻咽喉科《じびいんこうか》院長の許斐氏元《このみうじもと》先生、私にこの本を書くきっかけをくださった作家の島田裕巳《ひろみ》先生、橋渡しをしてくださった築地朝塾Ｐｌｕｓ塾長の平本和《かず》生《お》先生、不慣れな執筆作業を助けてくれた影山ちひろ君、ありがとうございました。

最後に、検査室で私とのおしゃべりにお付き合いくださった、十五万人の患者さんに、心より御礼申し上げます。

二〇二三年九月

高渕　維斗

高渕維斗（たかぶち・いと）・著

1968年岐阜県生まれ。信州大学医療技術短期大学部衛生技術学科（現医学部保健学科）卒業後、超音波専門の検査技師として、三十年間で十五万人のエコーを経験。見つけにくい微細な違和感を見つけるスキルに長け、早期がんなどを数多く発見。多くの著名人を担当しながらフリーランスの検査技師として現在都内5カ所の医療機関に勤務する。検査室での会話から、不調が見つかる人には共通点があることに気づき、心のケアと予防の大切さを痛感。トータルカウンセラーとして、任意団体スコヤカロジカを立ち上げ、活動中。JADP認定メンタル心理カウンセラー・上級心理カウンセラー。

小林弘幸（こばやし・ひろゆき）・監修

1960年埼玉県生まれ。順天堂大学大学院医学研究科修了後、ロンドン大学付属英国王立小児病院外科、トリニティ大学付属医学研究センター、アイルランド国立小児病院外科での勤務を経て、順天堂大学小児外科講師・助教授を歴任。自律神経研究の第一人者としてプロスポーツ選手、アスリート、文化人へのコンディショニング、パフォーマンス向上指導に携わる。

内臓《ないぞう》がきれいになる自分《じぶん》の整《ととの》え方《かた》
「感情習慣《かんじょうしゅうかん》」が病《やまい》をつくる

二〇二三年九月二十日　第一刷発行

著者　高渕維斗《たかぶちいと》
監修者　小林弘幸《こばやしひろゆき》
発行者　清田則子
発行所　株式会社　講談社
〒112-8001　東京都文京区音羽2-12-21
販売　03-5395-3606
業務　03-5395-3615
編集　株式会社　講談社エディトリアル
代表　堺　公江
〒112-0013
東京都文京区音羽1-17-18　護国寺SIAビル　6F
編集部　03-5319-2171
印刷所　株式会社　新藤慶昌堂
製本所　株式会社　国宝社

ISBN978-4-06-533048-7